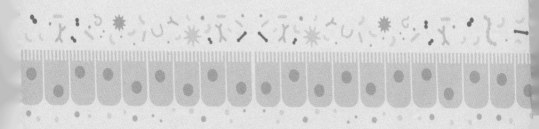

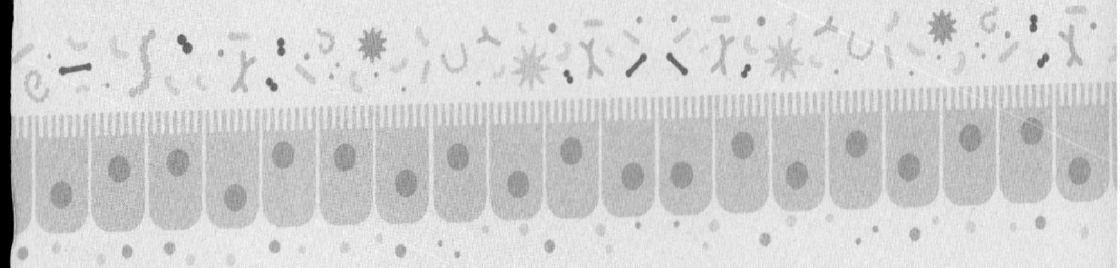

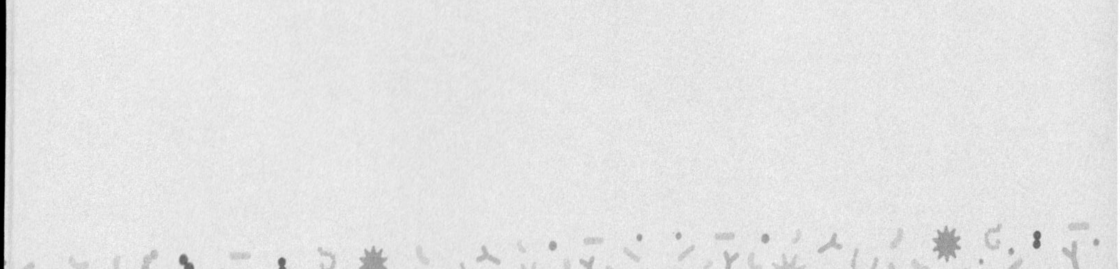

腸理

國澤純 Jun Kunisawa 著
陳聖怡 譯

一直困擾你的健康問題，都和腸內環境有關

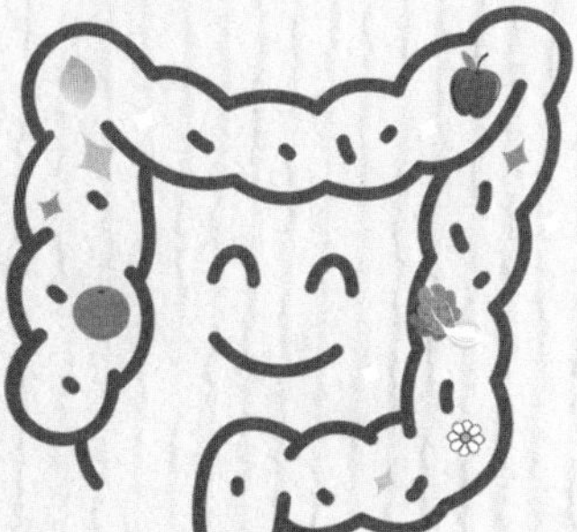

〈前言〉

你的健康和未來取決於腸理——歡迎來到神奇的腸內菌世界

各位聽到「未知生命體」這個詞，會想到什麼東西呢？

或許很多人會想成外星人之類的生物吧。

但是實際上，你的周遭也有「未知生命體」存在。

地點就在你的「腸內」。

我們**每個人各自的腸道內，都有個複雜而且多采多姿的細菌世界**。這個世界在每個人體內都不盡相同，裡面有些細菌甚至連名字都沒有。而且，這些細菌並不是單獨存活，而是會互助合作、像一個生命體般運作，所以又稱作**「超級生命體」**。

「你的身體是由什麼建構而成的呢？」

大多數人聽了應該都會回答「食物」吧。但可惜的是，這個答案不能算是完全正確，只對了一半。

我們的身體並不是只由食物所吸收的營養構成。就算我們不吃東西，也有做爲超級生命體的腸內菌製造的營養素、產生的有益代謝物——**腸內菌叢持續生成、供給我們的物質和成分**——支撐著我們。

我們的體質，有一部分是取決於父母遺傳的基因和基因體。但就算是基因完全相同的同卵雙胞胎，體質、健康狀況也並非完全一樣。原因就出在基因體之外，而腸內菌就是其中一個。

我們的腸內有個人獨有的複雜多元的細菌世界，即便是雙胞胎也不會一模一樣。腸內菌本身，以及腸內菌生成的代謝物，都會影響我們的體質和健康狀況。

本書用了一整冊的篇幅，探討腸內菌和腸內菌叢的代謝物所營造出的「腸內環境」，與我們的身體和健康的關聯。

或許會有人懷疑，「腸道和腸內菌的必備知識有多到要用一本書來講嗎？」請放心，腸道、腸內菌，以及細菌製造的物質對我們的影響，肯定比大多數人以為的更廣泛、更龐大。尤其是這十年來，腸道研究有飛躍性進步，就算只談皮毛，也不是一、兩本書就能談完的。

本書從大量的資訊中精選匯集成一冊，**特別針對想在百忙當中維持自身和家人健康、想要改善身體不適、希望降低年齡所導致的不良影響的人，告訴他們實用的法寶，以及腸道與腸內菌的神奇有趣的世界。**

如果能吸引更多人了解我們體內細菌的活動，以及站在細菌的角度看待我們的身體、健康和未來，我會非常開心。

為何人人肚裡都有的「腸內菌」會成為焦點？

首先，我要來簡單談談本書的主題「腸內菌」。

腸內菌是以人體爲宿主，攝取進入人體的物質（人吃下的食物）維生。它們會在體內製造出人無法自行合成的維生素，生出有益的代謝產物。

棲息在人體內的細菌數量多達一百兆個。構成人體的細胞數量只有三十～五十兆個，細菌的數量則是兩倍以上。**這些細菌和人有共生關係，我們人類受到細菌的幫助，才得以維持生命的恆定性和健康。**

我所任職的日本國立研究開發法人　醫藥基礎・健康・營養研究所（NIBIOHN），目前已經分析過九千多人的腸內菌，建立了分析用的大型資料庫，正在釐清腸內菌打造出的腸內環境與健康、疾病的關係。

應該已經有很多人知道，腸內菌會影響排便是否順暢、影響免疫功能、有助於預防花粉症和傳染病。或許也有不少人知道，添加了有益健康的乳酸菌（*Lactic acid bacterium*）的產品都很受歡迎。

目前已經證實，**腸內菌不僅與肥胖、糖尿病、動脈硬化、高血壓、癌症等生活習慣病有關，也攸關睡眠和壓力、失智症和憂鬱症等精神狀態。**

除此之外，

- **吃同樣的餐點，有人會胖，有人卻不會**
- **吃同樣的食品，有人會過敏，有人卻不會**
- **做同樣的肌膚保養，有人膚況變好，有人卻變差**
- **同樣的睡眠時間，有人可以消除疲勞，有人卻不會**
- **同樣的室溫下，有人可以保持體溫，有人卻發冷**
- **同樣的生活型態，有人壓力很大，有人卻不會**

像這些很多人以為是「體質」的問題，可能都是腸內菌以某種方式造成的影響。

今後隨著研究的進展，腸內菌和健康、疾病與體質的關聯，肯定會更加明朗。同時，我們也可以透過腸內菌的輔助機制，積極活用腸內菌來增進健康。

腸內菌是「共生者」，在人體內育成豐饒的新世界

雖說是「輔助」，但這些細菌並不是「爲了我們才生存於腸內」，也沒有「全心全意爲我們奉獻」。追根究底，**腸內菌和人的關係只是人在進食後，送進腸道的物質成為細菌的養分，所以細菌才會待在人的腸內而已。**

儘管細菌會生成維生素和有益的代謝物，但這**只是因為細菌在存活的過程中生出的產物，湊巧對人類有益、成為人體的營養罷了。**

而且更重要的是，千萬不能忘記**腸內菌生成的產物品質和數量，會因得到的養分品質和分量而改變。**人吃下肚的東西，會對腸內菌造成很大的影響。

這也代表雖然不到「隨心所欲」的地步，但人還是有可能控制腸內菌。不過，**並不是吃所謂的「健康」餐點，或是許多人為了健康和美容而精心安排的飲食，就對腸內菌有益。**

如果你因爲某些緣故導致身體和腸內菌的關係惡化，只需要「今天吃點不一

樣的東西」這麼一個念頭，就有機會恢復原先良好的共生關係。本書後面會詳細介紹，只要花點心思攝取優格和納豆這類發酵食品，你的腸道就會開始改變。倘若能稍微改變一下自己對「碳水化合物」的觀念和吃法，你的腸內環境就會大幅改善。

對於仰賴我們吃下的食物維生的腸內菌來說，最重要的肯定是「宿主（人）吃了什麼？」

本書根據值得信賴的研究和科學上的正確數據，彙整出與細菌重新建立良好共生關係的方法。不僅介紹「吃什麼食物會增加什麼樣的細菌後，可以得到有益的代謝物」等實踐方法，也會解說細菌的特性和機能、腸道的構造，以深入了解人與細菌的共生關係。此外也會談到我們在最新研究中發現的「**瘦菌**」——攸關肥胖的細菌，有避免肥胖的作用。

腸内菌和人的「共生」關係

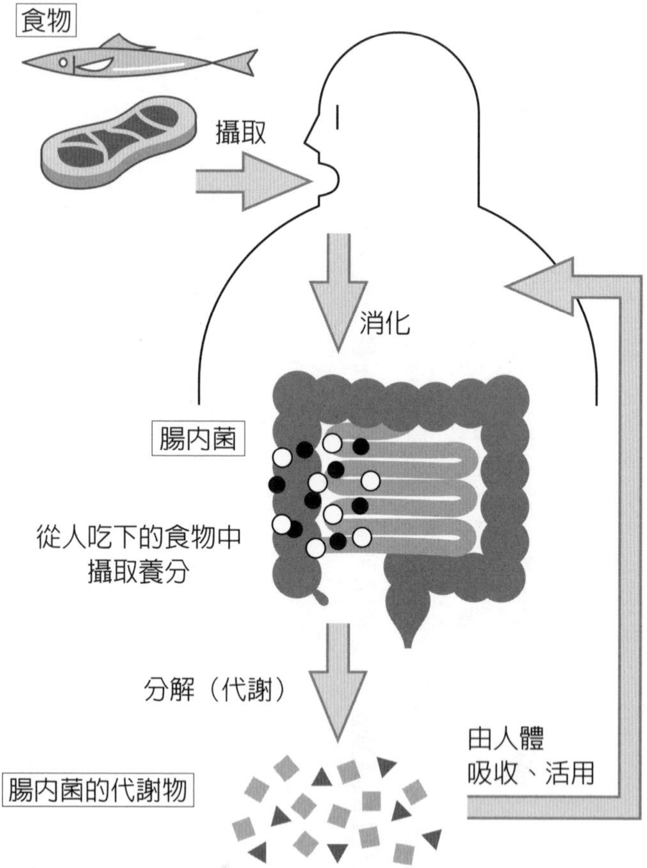
食物
攝取
消化
腸內菌
從人吃下的食物中
攝取養分
分解（代謝）
由人體
吸收、活用
腸內菌的代謝物

過去衡量食物效果的基準是「什麼食物、要吃多少，才對身體有益」，不過現在正逐漸轉變成「要吃什麼、該怎麼吃，才對身體和腸內菌有益」。這樣既不多費工夫，也更聰明、更有策略性地攝食。請大家一定要充分體驗腸道的有趣世界，了解這個能夠影響體質和健康狀況的神奇器官。

願本書能幫助你管理自身及家人的健康。

〈目錄〉

第2章 腸道不僅特別，還有點奇怪

第2部 健康、老化、體型……全部都跟腸道有關

第3章 從最先進的研究看體型與腸道

第4章 「腸漏」與老化、生活習慣病

第5章 免疫（腸）vs. 新冠病毒及過敏

第6章 腸腦軸——腸道會影響大腦到什麼程度？

第3部 實踐——最大限度發揮腸道與腸內菌作用的三大策略

第7章 藉飲食就能打造最佳腸內環境

第1部

揭密腸內神奇世界的最新研究

第1章

決定體質、能力、健康狀況的「腸内菌」

1 大家都「小看」了腸內菌

大腦與腸道密切關聯

不知道各位有沒有發現，最近的優格等奶製品和乳酸菌飲料廣告裡，都會使用這些標語呢？

「提升睡眠品質」「舒緩壓力」。

應該也有人在看到這種標語後，心想「就算優格和乳酸菌飲料有益健康，但是改善腸內環境、提高睡眠品質和紓壓是另一回事吧？」「講成像牽一髮動全身似的，未免也太誇張。」

確實，與壓力和睡眠品質有關的應該主要是大腦，所以當然會有人納悶「跟腸子裡的細菌有什麼關係？」

不過，只要你讀完這本書，就會豁然開朗了。

近年已經逐漸證實了「腸腦軸」的存在，也就是「大腦和腸道會互相影響」。**大腦的狀態不僅會影響腸道，腸道的狀態也會改變大腦**。因爲這個特性，使得腸道又稱作**「第二大腦」**。

尤其是這幾年，正在不斷研究腸內菌對大腦活動的影響。例如二〇二〇年，國立長壽醫療研究中心的佐治直樹團隊發表了研究報告，證實「在腸內菌代謝的過程中產生較多乳酸的人，罹患失智症的風險較低」※1。

此外，該研究團隊的另一份報告中，也比較了失智症患者與非患者的腸內菌，發現失智症患者的腸內菌裡多了尚未釐清種類的不明細菌※2。

在腸道研究進展的這十年、二十年，腸腦軸目前還有很多未解開的祕密。但是，應該人人都有過「太緊張或太焦慮導致肚子痛到翻攪、產生便意」的經驗。這正是腸腦軸的現象，是大腦感受到的壓力傳遞到腸子所引起。

相反的，在肚子不舒服的時候，我們很難集中注意力是吧。其中雖然也包含了「不知道什麼時候會想大號、無法鎮定下來」的因素，但事實上是因爲腸道不適影響到了大腦。

我們在日常生活中感受到的腸腦軸關聯，或許比研究的進展還要更多。實際上，我們自古以來都是以「腹詞」的形式來認識大腦和腸道的關係。

比方說，形容怒不可遏的「滿肚子火」，形容悲痛萬分的「肝腸寸斷」，意指思念、操心的「牽腸掛肚」等，從這些詞語都可以看出**情感和思考與腸子有密切的關聯**。

此外，「直覺」的英語是「Gut Feeling」，「Gut」的意思就是「腸」。「有Guts」也是一樣，內臟是指深藏在體內的潛力。可見**英語也會用「腸」來形容情感和行為**。

這讓人忍不住思考，是否不論任何種族的人類，在感覺上都明白掌管情感和行爲的大腦與腸道相連。

在「腸活＝改善便祕、排便順暢、增加好菌」之後的「真正腸活」

在腸腦軸這個新話題備受矚目的同時，提到整頓腸內環境的「腸活」，大家對它最深刻的印象就是「改善便祕」。腸道相關的健康之道，一直都是以改善便祕爲主。

知識性娛樂節目和健康雜誌經常列舉的方法，包含了「早上一根香蕉，排便更順暢」「主食換成糙米有助通便」「攝取牛蒡等富含膳食纖維的蔬菜，才不會『大』不出來」。

排便順暢的確很重要，這些方法也大多有效，但是，**這種充滿便祕對策的「腸活」，似乎奠定了「腸子是（專門）排泄糞便的臟器」的印象。**

比這種「改善便祕的腸活」更先進的觀念，就是藉由「改善腸內環境」「矯正腸內環境」增進各種健康效果。這裡的重點是增加「好菌」、減少「壞菌」。我們也透過這個觀念，熟悉了「好菌」的代表——乳酸菌和雙歧桿菌（*Bifidobacterium*，也稱作比菲德氏菌）。不過，隨著多種研究的進展，如今觀念已需要更新了。

因爲，研究證明我們過去視爲「壞菌」的細菌當中，其實有一些細菌會產生良好的作用。而在腸內被視爲「壞菌」的某細菌，對其他細菌來說也可能並不「壞」。

就像是青春期的青少年一樣，若是混在不良團體中就會擺出流氓的樣子，令人難以接近，可是單獨談話後會發現他其實是個老實的好孩子。**腸內的世界並不是「好菌vs.壞菌」這麼單純**。

隨著花粉症患者增加、**「免疫」**蔚爲話題後，由於腸道裡聚集了許多免疫細胞，因此大眾又重新體認到腸道的重要性。應該很多人都聽說過**「吃優格調理腸道免疫力，有助於改善花粉症」**吧？與腸道息息相關的「免疫」，也是本書的重要主題之一。

腸道是外界的物質「能否進入體內」的窗口

我們從嘴巴吃進去的食物，會通過食道送到胃裡消化，接著在腸道裡分解成可吸收的營養。

「吸收」從口腔進入的東西，是腸道的任務。腸道會將吸收到的營養輸送至各個組織和器官。

由此可見，**腸道是「身體的入口」、負責吸收嘴巴吃進去的食物**。但實際上，嘴巴吃進去的不是只有食物，裡面還混雜了外來的病毒、病原細菌、灰塵、過敏原等有害的異物（抗原）。

這些「身體必須吸收的物質（食品和營養）」與「必須排出的物質、危險物質（病原體和過敏原等）」在腸道裡混在一起，而腸道的免疫功能，就是要正確區分這些東西，並防止後者做壞事、入侵人體。

現在聽到「提高免疫力」，應該很多人都會聯想到「腸子」這個特定的器官，而**腸道做為「體內守門員」、聚集了全身一半以上的免疫細胞**，就是因爲這裡經常受到「外敵」的威脅。

實際觀察腸道內側後，會發現裡面有利用抗體排除異物、處理食物等各種作用的免疫細胞。腸是人體最大的免疫器官，又可稱作「免疫臟器」。

也有不少人因爲花粉症等過敏症狀、普通感冒和流感的流行，而認識到腸子是免疫的重點。甚至可以說**「腸活＝提高免疫力」已經成為普遍的常識**。

實際上，作用於腸道、「能提高免疫力」的乳酸菌現正受到矚目，也推出了商品。可以預見這股潮流今後還會再持續一段時間。

2 腸內菌真的超厲害

吃膳食纖維反而會便祕的人

並不是所有人吃了號稱「有益身體」的食物，都能感覺到健康狀況變好。有人吃了毫無變化，也有人覺得狀況反而惡化了。

造成這種效果差異的原因有很多，尤其是當涉及到通過腸道發揮作用的東西時，而其中一個原因就是「**每個人的腸內菌都不盡相同**」。也就是說，體內有越多喜歡這類食物的腸內菌，就越容易感受到「效果很好」；反之，如果喜歡的腸內菌很少，可能就越沒有效果。

吃號稱「有益身體」的食物卻反而狀況變差，可能是因爲腸道裡沒有細菌喜歡這個食物，或是細菌缺乏活性，甚至可能有些腸內菌會將食物變成有害身體的形態。

例如爲了改善便祕，坊間經常提倡「攝取膳食纖維」。因爲膳食纖維不會在胃裡消化，而是直接輸送到腸道，有助於促進通便。

然而，有人攝取了膳食纖維卻反而「大不出來」、導致便祕惡化。這是因爲可以在腸內分解膳食纖維的糖化菌缺乏活性，或是細菌的數量太少。

糖化菌缺乏活性或是數量太少，膳食纖維就無法分解，只會不斷地堆積，於是堵塞腸道。

有些人會吃瀉藥來緩解痛苦的便祕，但瀉藥不只是會排出糞便，**也會將身體所需的營養、腸內菌的養分全部排光，結果很有可能反而造成腸內環境惡化**，所以不建議經常服用。

除非有醫師的處方箋或其他緊急狀況，否則請勿服用瀉藥，最好還是靠中長期的飲食生活來改善。

藥的「效果」也取決於腸內菌？

除了容不容易便祕以外，**服用的藥物效果強弱也與腸內菌有關**。

在新興的研究領域「藥物微生物群系學」（pharmacomicrobiomics）中，經常舉的例子就是**漢方藥**。

各位知道「漢方藥的藥效會因人而異」嗎？漢方藥通常是透過腸內菌的作用轉化形態後才會生效。也就是說，**不同的腸內菌造成的影響，使藥效因人而異**。

漢方藥以外的藥也一樣會受到腸內菌的影響，「L-多巴」就是其中之一。這種藥物自古就用來延緩帕金森氏症的病情，但是也有「吃了卻沒效的人」和「吃越多越沒效的人」。

過去的醫學都將這種藥效差異歸因於「個體差異」，但事實上卻與腸內菌有關。根據二〇一九年的學術權威《科學》期刊發表的報告，有一種腸內菌會吞噬藥物並加以分解※3。也就是說，**在腸道吸收藥物以前，腸內菌會先大口吃掉藥物並分解，導致人體得不到期望中的效果**。報告指出，如果同時服用可以阻止這種腸內菌分解藥物的藥，就有可能提高L-多巴的效果和安全性。

因此，學界也開始討論將來在病患的「用藥手冊」裡記載腸內菌的資訊，協助醫師開立處方箋。可見腸內菌的作用已經深受重視。

人人都想要的「那個體質」，其實也跟菌種有關？

除了「藥效」以外，體質差異也大多與腸內菌息息相關。具體的例子，就是在〈前言〉介紹過的下列情況：

- 吃同樣的餐點，有人會胖，有人卻不會
- 吃同樣的食品，有人會過敏，有人卻不會
- 做同樣的肌膚保養，有人膚況變好，有人卻變差
- 同樣的睡眠時間，有人可以消除疲勞，有人卻不會
- 同樣的室溫下，有人可以保持體溫，有人卻發冷
- 同樣的生活型態，有人壓力很大，有人卻不會

也許很多人都以為「這是體質問題，沒辦法」，但是，這些都關係到運動習慣和飲食等環境因素，且往往與腸內菌的差異有關。換句話說，**只要善用腸內菌，就可以轉換成自己心目中的理想體質**。

先天外型取決於基因，後天變化取決於腸內菌

我們的容貌和體格這些外型特徵大多取決於基因，無法靠自己的努力大幅改變。這一點從擁有相同基因的同卵雙胞胎一模一樣的外表便可明白。

不過前面也提過，**雙胞胎的體質和體能未必相同，因為腸內菌的狀態和生活環境會改變身體狀況**。

當飲食習慣因飲食偏好或居住地區而產生差別，腸內菌的狀態就會改變，是否容易發胖、過敏、感冒，這些體能狀況都會出現差異。即使天生的條件相同，往後的飲食習慣也可能導致判若兩人。

剛出生的人身體特徵大多取決於基因，這一點無庸置疑；不過，**腸內菌對於往後的身體特徵變化，影響程度遠比大多數人所想的要更強**。

其實我們以爲是體質造成的狀況，**通常包含了很多「可以透過腸內菌來改變的要素」**。

關於這一點，以下就來介紹一個研究者眾所皆知的案例。

在研究中曾經用小老鼠做實驗，驗證「某種營養素有什麼作用」。研究員收集了好幾隻基因資訊完全相同的實驗鼠，分別餵食不同的飼料、觀察牠們的差異。

這時，因爲研究員異動等研究地點的變化，導致結果完全不同的例子其實很常見。像是從飼料中抽掉某種營養素時，東京的老鼠依然活蹦亂跳，但大阪的老鼠卻虛弱到無法動彈。原因當然也是出在腸內菌不同。

飼養實驗鼠的場所造成的腸內菌差異，在研究員之間掀起討論，同時也將之視爲問題，甚至還一度爭論過「應當統一實驗鼠的腸內菌結構」。不過，這個爭議最後因爲「該以哪裡的哪隻老鼠爲基準？」而不了了之。

但根據這些資訊來調查結果迥異的兩隻老鼠的腸內環境，反而推動了影響疾病和生物機能的細菌發現研究。

揭密可提高運動能力的「腸內菌」

很多人都覺得運動可以促進排便順暢。研究發現運動造成的外來刺激不僅可以活化腸道蠕動，也能改變腸內菌。

另一方面，研究也證明了腸道裡有**可以提高運動能力的細菌**。

二〇一九年，美國哈佛大學研究團隊以波士頓馬拉松的參賽者為對象，請他們在比賽前後為期兩週的時間內每天採集糞便，分析調查後發現，比賽成績傑出的參賽者，腸內含有較多的韋榮氏球菌（*Veillonella*）※4。

這項研究還將培養出來的韋榮氏球菌餵入實驗鼠體內，以確定牠們的運動能力有什麼變化，抑或是沒有變化。使用跑步機進行奔跑實驗後，結果發現攝入韋榮氏球菌的老鼠，跑得比未攝入的老鼠更久，耐力明顯提升。

這個實驗證明了運動能力較高的人，腸內有較多的韋榮氏球菌，並且只要獲得韋榮氏球菌，就會得到更高的運動能力。**只要在腸內增加一種細菌，運動能力就會改變**。各位難道不覺得很驚奇嗎?!

順便一提，韋榮氏球菌會吃掉跑得越久就會在體內累積越多的乳酸，並生成屬於短鏈脂肪酸（44頁）的丙酸。換句話說，韋榮氏球菌可以將乳酸有效代謝成丙酸、當作腸道活動的能量使用。而且，丙酸還能幫助處理體內的老廢物質，促進可分解有害物質毒素的肝臟功能。

將因為運動而堆積在體內的乳酸，分解成可以加速處理體內老廢物質和有害物質的丙酸，這個良好的循環能讓身體不易疲勞，運動能力也會提高。

隨著今後的研究進展，腸內菌對我們的影響將會越來越明朗。透過整頓腸內菌改變體質和運動能力的日子，或許已經不遠了。

3 研究的最前線「後生元」

數量遠多於人體細胞的「腸內菌」的奧祕

腸內的哪個細菌有多少會因人而異，甚至各個國家都各有某種程度的傾向。

例如日本人的腸內菌特徵就是雙歧桿菌偏多，平均占了腸內菌總體約一五％。不過觀察每個人的雙歧桿菌數量後，卻發現有人的雙歧桿菌占了腸內菌的一半以上，但也有人幾乎沒有。因此光看雙歧桿菌，不僅有人種的差別，同種之間也有很大的個體差異。

棲息於人體腸內的細菌數量多達一百兆個。構成人體的細胞數量有三十～五十兆個，可見**腸內菌的數量遠遠更多**。

腸內菌種類較多的人，體內會有大約兩千種細菌，平均則是七百～八百種。

即使名稱都叫作雙歧桿菌或乳酸菌，菌株的種類數量也非常龐大，而且還在隨著研究的進展持續增加。

乳酸菌飲料和優格等商品，都會在菌種的名稱後面標示「○○株」或是字母和數字，這就是「菌株」的名稱。

細菌有條狀、球狀、分枝狀等五花八門的形狀，機能也各不相同。這些不同作用的菌種組成群體、棲息於腸內，就像是一個生命體般，所以稱作「腸內菌叢」或「微生物群系」（microbiome）。而細菌組成的群體形狀就像是花圃一樣，所以又稱作「腸道花園」。

健康關鍵！「腸內菌生成的代謝物＝後生元」

前面已經多次談到腸內菌會爲人體生成「代謝物」。這個腸內菌生出的代謝物就稱作**「後生元」**（Postbiotics），是**今後考慮健康和體質時必有的關鍵字**。

在我的記憶裡，後生元大約是從五、六年前才開始受到研究員等專家的關注。

最早出現字尾tics的名詞是「益生菌」（Probiotics）。英國微生物學家羅伊・富勒（Roy Fuller）定義的益生菌是「透過改善腸內菌叢的平衡、對人體產生有益作用的微生物」[※5]。這種微生物就是所謂的「益菌」，泛指各種發酵食品所含的乳酸菌、雙歧桿菌、納豆菌（*Bacillus subtilis var. natto*，一種糖化菌）、醋酸菌（*Acetobacteraceae*）、酪酸菌（*Clostridium butyricum*）等。也就是鼓勵**攝取會產生「有益作用」的細菌**。

接著最常見的名詞是「益生元」（Prebiotics），這是指可以增加益菌的養分，主要是膳食纖維和寡糖。也就是鼓勵**攝取會讓具備「有益作用」的細菌功能加速的養分**。

「同時攝取益生菌（＝益菌）和益生元（＝益菌需要的養分），效果更佳」這個概念，稱作「共生質」（Synbiotics）。Synbiotics的字首「syn」，就是源自於意指加乘作用的「synergy」。

隨著研究的進步，現在逐漸受到矚目的名詞是「後生元」。後生元是指**以食物成分為材料、由腸內菌製造的健康有益代謝物**。

腸內菌顧名思義就是「腸子裡的活體」，而腸內菌之所以會影響身體的各個部位、造就各種體質，就是因為細菌在腸內生成的物質「後生元」被腸道吸收後，在體內發揮作用。而研究證實這個作用對人體來說非常重要。

最典型的後生元就是**「短鏈脂肪酸」**。短鏈脂肪酸是一種有機酸，是腸內菌攝取膳食纖維和寡糖後的產物。對我們身體有益的短鏈脂肪酸，共有酪酸、醋酸、丙酸這三種。

注重健康的人應該都聽過這幾種酸類，卻很少人知道它們是後生元，也就是腸內菌作用後生成的產物。

短鏈脂肪酸的作用十分多采多姿，最常見的如下表所示：①～④是對腸內環境的作用，⑤～⑧則是被人體吸收後對全身的作用。

短鏈脂肪酸的主要作用

對腸內環境的作用

①保持腸內弱酸性，**抑制害菌生長，促進益菌增殖**

②成為**腸道活動的能量**、促進蠕動

③做為腸道吸收水和鈉的能量來源

④**強化腸道的屏障功能**等

對全身的作用

⑤調節**免疫功能**

⑥調節有**穩定血糖**功能的胰島素分泌

⑦抑制脂肪細胞肥大，**預防肥胖**

⑧製造消炎物質，**預防和改善生活習慣病**等

各位是不是很訝異自己在不知不覺中，得到了短鏈脂肪酸這麼多「恩惠」呢？會發揮這種重要作用的後生元，除了短鏈脂肪酸以外還有很多。

有「紓壓」功能的GABA也是一種後生元

標記有舒緩壓力、改善睡眠品質機能的食品或營養補充品，都會用到γ-胺基丁酸（GABA）。番茄和糙米當中也含有這個成分，它也是人的腸內菌所生成的**一種後生元**。

GABA是一種也會在我們的大腦裡合成的胺基酸，目前已確定它可以透過抑制交感神經來穩定身心，達到舒緩壓力等放鬆的效果。

大家都知道GABA是腦內生成的神經傳導物質，或許沒想到它也是後生元，腸內的乳酸菌和雙歧桿菌都會製造出GABA。根據前面提到的腸腦軸，也不難想像腸內菌生成的產物會影響腦內。

後生元的好處不只如此，詳情會在〈第5章〉和〈第7章〉介紹。各位在這裡只要記住，**腸內菌製造出的後生元是會影響我們體質和健康的重要物質**。

4 細菌在腸內「互助」而活

腸內的「細菌接力賽」

腸內菌會吃膳食纖維，製造出有益我們人體的短鏈脂肪酸。

這種說法或許會讓人想像出細菌吃掉膳食纖維、代謝出短鏈脂肪酸的一系列工程，但實際上這個反應需要多種細菌的協助。

細菌大多不是單打獨鬥，而是分工合作。

腸內菌製造短鏈脂肪酸的情形，就如下面的示意圖。

腸內的「細菌接力賽」

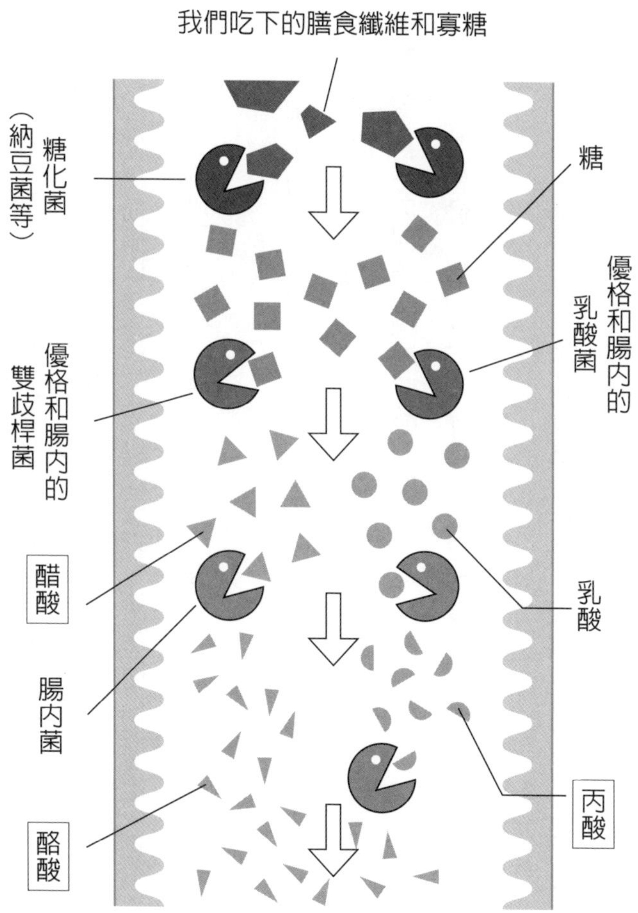
我們吃下的膳食纖維和寡糖
糖化菌（納豆菌等）
糖
優格和腸內的雙歧桿菌
優格和腸內的乳酸菌
醋酸
乳酸
腸內菌
丙酸
酪酸

我們吃下的膳食纖維不會分解，而是直接送入腸內。腸道爲了分解膳食纖維，會先出動最愛吃膳食纖維、以膳食纖維爲材料製造出糖的糖化菌。

如果腸道裡沒有糖化菌或是缺乏活性，膳食纖維分解成糖的效率就會下降。有些人爲了改善便祕而攝取富含膳食纖維的飲食，便祕卻更加嚴重，其中一個原因就是糖化菌的功能低落，導致膳食纖維無法分解。

接著，乳酸菌會以膳食纖維分解後製造出的糖爲材料生成乳酸，而雙歧桿菌則會生成乳酸和短鏈脂肪酸之一的醋酸（＝乙酸）。然後因爲其他細菌的作用，乳酸和醋酸又會再生成同爲短鏈脂肪酸的丙酸。

換言之，**細菌會像「接力賽」一樣慢慢改變膳食纖維的形態，最終生成短鏈脂肪酸**。

而擔任接力第一棒的糖化菌功能衰弱，會導致膳食纖維分解不足，同時也會導致第二棒以後的乳酸菌或雙歧桿菌不易作用。因爲乳酸菌和雙歧桿菌大多無法分解膳食纖維，它們只會吃糖化菌分解膳食纖維後製造出來的糖而已。

攝取膳食纖維反而便祕更嚴重的人，以及特地攝取了乳酸菌或雙歧桿菌卻沒有見效的人，可能是因爲擔任接力第一棒的糖化菌和第二棒的雙歧桿菌或乳酸菌數量太少，抑或是沒有發揮功能，也就是**細菌沒有接棒成功**。

爲了讓腸內菌能夠順利接棒，可以吃納豆攝取糖化菌、喝含有糖化菌的整腸劑、吃含有乳酸菌或雙歧桿菌的優格。

或許有人看到這裡，會想：「既然乳酸菌和雙歧桿菌吃的是糖，那只要吃含糖食物就好啦，沒必要特地補充膳食纖維和不易消化的寡糖吧？」不過很抱歉，**從嘴巴吃進去的糖幾乎都會被小腸吸收，無法輸送到這裡介紹的接力賽現場，也就是有很多腸內菌的大腸裡**。反之，膳食纖維雖然會送到大腸，但我們卻無法分解，所以需要能夠幫忙分解成糖的糖化菌。

同理，短鏈脂肪酸的醋酸雖然成分是醋，但是吃醋所攝取到的醋酸會被小腸吸收，無助於增加大腸裡的短鏈脂肪酸。因此，爲了讓膳食纖維直接在腸內製造出短鏈脂肪酸，就需要讓腸內菌可以順利「接棒」。

腸內菌製造的維生素及其運用

維生素是我們身體代謝需要的微量營養素，但除了曬太陽就能合成的維生素D，以及要有必需胺基酸之一的色胺酸才能合成的菸鹼酸（維生素B_3）以外，人體內基本上無法自行生成維生素。所以我們需要透過飲食和保健食品來攝取，不過，**腸內有可以生成維生素的細菌**。

現在已證實可以透過細菌生成八種維生素B群，也就是維生素B_1、維生素B_2、菸鹼酸、泛酸、維生素B_6、生物素、維生素B_9（葉酸）、維生素B_{12}，再加上脂溶性的維生素K，總共有九種維生素※6（當中只有菸鹼酸可在體內生成）。

這些能在腸內製造的維生素，不僅會被人體吸收，也會由腸內菌加以運用。例如豬肉和鰻魚富含維生素B_1，可以幫助人體內將糖轉化爲能量的「糖代謝」功能，也有助於膳食纖維在腸內的「糖代謝」作用。

而且，也有一些腸內菌無法自行製造維生素，只能運用周圍的腸內菌生成的維生素或我們從飲食中攝取的維生素，而這兩種菌的數量會因人而異。

如果腸內以只會運用維生素B_1的細菌居多，就算透過飲食攝取維生素B_1也依然不夠，不只是我們人體，連腸內菌都無法充分作用。反之，即使腸內有生成維生素B_1的細菌，若是飲食生活失調、口服攝取的分量減少的話，腸內的供需就會失衡，腸功能也會跟著惡化。

維生素B_1是現代人容易缺乏的營養素，建議平常要多注重攝取。

腸內菌生成的各種維生素會被人體吸收多少、對健康有多少作用，目前尚未完全釐清。不過透過我們的研究，已經逐漸了解腸內菌和維生素的關係，以及對健康的重要性了。

在老鼠實驗的階段，我們用了兩種基因相同但腸內菌叢不同的老鼠，進行維生素B_9（葉酸）的實驗。

兩種老鼠都是餵食不含維生素B_9的飼料，其中一種老鼠活力充沛，另一種老鼠卻是衰弱無力。原因就在於**前者有可以生成維生素B_9的腸內菌，但後者沒有**。

飼養環境受到控制的老鼠都會發生這種現象了，何況生活更多采多姿的人類，腸內肯定也會出現類似的現象。

移植「糞便」可以治療肥胖、過敏和疑難雜症?!

既然腸內菌是以菌叢的型態發揮各種功用，當然就需要一段時間才能藉由飲食生活來調整腸內的健康狀態。

但如果人體已經生病的話，就不能這麼悠哉地慢慢來了。若是需要改善腸內環境來治療疾病，就會採取**「糞便微生物移植」**法。

所謂的糞便微生物移植，即是將病因歸咎於腸內菌失衡，而將健康捐贈者所提供的糞便裡含有的腸內微生物，移植到病患的腸內、改變其腸內菌叢，藉此治療疾病。

世界各地都有自古就使用這項方法的紀錄，在科學發達的現代，二〇一三年荷蘭發表了難治性腸炎（復發性困難梭狀桿菌感染）的劃時代治療效果報告※7後，糞便微生物移植才又再度引起關注。

之後，日本及其他許多國家，開始嘗試用糞便微生物移植法治療各種疾病。例如二〇一七年中國的報告指出，有十九名患有過敏性腸炎的幼童接受了糞便微生物移植後，成功舒緩了症狀而且腸內菌叢有明確的變化※8。

除了腸道發生的消化系統疾病以外，也針對肥胖、第二型糖尿病、酒精性肝炎、憂鬱症、帕金森氏症、自閉症等各種疾病進行了臨床實驗，其中部分實驗證明了糞便微生物移植的效用。

另外，在二〇二二年十一月時，澳洲藥品管理局（Therapeutic Goods Administration）核准使用糞便微生物移植法治療困難梭狀桿菌感染。在不久的將來，或許世界其他國家也會開始使用糞便微生物移植法來治療多種疾病。

5 腸內菌的多樣化策略

「多樣化」的腸內才強壯

如果要問：「怎樣才是理想的腸內環境？」最直接的回答，就是「**盡量讓越多種腸內菌均衡地存在**」吧。

因為有多種細菌就能生成多種代謝物，能得到的健康效果也更多。總之除了數量以外，腸內菌的多樣性也很重要。

怎樣才算是「腸內有各式各樣的細菌」？

在「人類」這個單一生命體當中，包含了七百～八百種、多達一千兆個生命體。各位難道不覺得這件事本身就很不可思議嗎？

人體內之所以會增加這麼多細菌種類和數量，是因為人類在進化過程中住過形形色色的環境、吃過各式各樣的食物。

古人過著自給自足的生活，基本上是自己栽種作物、捕撈漁獲，趁這些食物腐敗以前吃完。他們沒有挑剔的本錢，吃不完的東西就會做成發酵食品保存起來。在這種生活型態中，也時常發生營養失調、熱量不足的情況。讓腸內棲息著各種細菌，或許就能彌補這種不穩定的狀態了。於是我忍不住想像，腸內菌的種類變得這麼豐富，應該也算是一種生存策略吧。

另一方面，在隨時都能輕易取得食物的現代生活中，不論任何季節，我們往往都會挑自己喜愛的食物來吃，結果造成營養失調，連帶導致腸內菌失衡。換言之，**偏好攝取你常吃的食物的細菌會更加活潑，其他細菌則是減少，最終造成腸內菌缺乏多樣性**。

這個事實發表於二〇一四年的科學期刊《自然－通訊》，研究中比較了非洲坦尚尼亞北部的狩獵採集民族哈扎人的糞便，以及在義大利波隆那過著都市生活的成人糞便。報告中指出兩者的腸內菌大不相同，狩獵採集民族的腸內菌種類特別豐富※9。

狩獵採集民族吃的是當下捕獲的獸肉、多種樹木的果實和葉子。由於食物並不是隨時都能取得，也無法長期保存，所以採集到食物後基本上都會吃光。肉類會整個烹烤，葉子會直接食用，果實如果夠軟的話就會連皮一起吃。他們藉此攝取更多的營養做為身體的能量，同時腸內菌也得到了豐富的養分、種類才變得多樣化。

而論文裡寫到另一位都會人士的飲食生活，和我們一樣都是仰賴超市賣的肉、魚、奶製品、義大利麵、麵包、橄欖油、蔬菜、水果等，膳食纖維不論是水溶性還是非水溶性（60頁）都攝取得非常少。**即使想攝取多種食物，食品的種類依然有限，這就是都市型飲食生活的陷阱**。

但這麼說並不是要大家脫離現實、回到古時候的生活。我們不可能過那種狩獵採集生活。但是，都市型的飲食生活對腸內菌有不良影響，倘若結果是造成極度肥胖、身體不適、生病的話，那就不能不管了。

腸內菌並不是爲了人類而存在，是因爲我們能提供養分給細菌，它們才會待在我們的腸內。我們需要藉助這些細菌的力量才能健康生活。**為了維持這個良好的共生關係，我們偶爾也需要攝取腸內菌喜愛的食物。**

腸內菌吃的是「人類無法消化的食物」

前面介紹過後生元的代表「短鏈脂肪酸」，細菌若要生成短鏈脂肪酸，就需要攝取膳食纖維和寡糖。

膳食纖維是從碳水化合物中去除醣類後所剩的物質，定義是「人體的消化酵素無法分解的食物總體」[※10]，不會被胃和小腸吸收，直接輸送到大腸。

膳食纖維不像醣類、脂質、蛋白質這三大營養素一樣，會直接成爲身體的能量來源和組成材料，所以還被蔑稱爲「食物殘渣」。不過近年來，膳食纖維因做爲腸內菌的能量來源、帶來許多健康功效，所以開始被稱作繼五大營養素（三大營養素＋維生素＋礦物質）之後的「第六大營養素」，成爲重要的食品成分之一。

膳食纖維大致分爲兩種，分別是不易溶於水的非水溶性膳食纖維，和易溶於水的水溶性膳食纖維。

非水溶性膳食纖維一吸水就會膨脹、增加糞便的體積，還會刺激腸道、促進蠕動。富含膳食纖維的食材大多同時含有非水溶性和水溶性，非水溶性膳食纖維含量較多的有**大豆和紅豆等豆類、蘿蔔乾、埃及國王菜（麻薏）等蔬菜、香菇和金針菇等菇類**。

水溶性膳食纖維溶於水中後會呈凝膠狀，可以減慢營養素的吸收速度、抑制飯後血糖上升。水溶性膳食纖維通常會成爲腸內菌的養分，但缺點是不同於非水溶性膳食纖維，含量豐富的日常食品比較少。**燕麥片的原料燕麥、大麥（麥片）**、**納豆**都含有水溶性膳食纖維，另外根據日本文部科學省《日本食品標準成分表二〇二〇年版（八訂）》採用的新膳食纖維計量法（AOAC法），全穀（整粒）小麥也含有較多水溶性膳食纖維。

此外，昆布和海帶芽等海藻類也富含膳食纖維，但因爲它帶有黏性，所以並未被標示區分成水溶性或非水溶性。

和膳食纖維同樣屬於腸內菌養分的寡糖，是多種醣類當中，由單位最小的單醣二～十個（一般都是三個以上）所構成，又稱爲「低聚醣」※11。它分成會在胃和小腸中消化的「消化性」，以及不會被消化、直接進入大腸的「難消化性」兩種，腸內菌攝取的是難消化性寡糖。

常見的難消化性寡糖如下：

- **果寡糖：包含於洋蔥、牛蒡、香蕉**
- **大豆寡糖：包含於大豆、豆腐、豆漿等有大豆成分的食品**
- **半乳寡糖：包含於牛奶、母乳**

另外，**加熱烹煮後冷卻的穀物、豆類、芋薯類**所含的抗性澱粉（Resistant starch）也不會在胃和小腸內消化，而會直接進入大腸成爲腸內菌的養分。難消化性寡糖和抗性澱粉都會發揮和膳食纖維一樣的功用，所以本書後面會將這兩者納入膳食纖維裡一起談。

於是，腸內菌以人吃下的食物爲養分，**人體難以自行消化的食物就會由腸內菌代謝、轉化成有益人體的形態加以活用**。

前面介紹的食材都富含腸內菌愛吃的膳食纖維，裡面有沒有你平時常吃的呢？如果你發現「最近好像都沒吃」的話，就趕緊趁機多吃一點吧。

可以增加一百多種腸內菌的「穀物」

儘管膳食纖維對改善腸內環境來說很重要，但現代人容易攝取不足。因此，我們的研究所和兵庫縣加東市、神戶當地企業合作進行一項實驗，讓受試者連續兩個月攝取富含膳食纖維的糯麥，結果發現他們的腸內菌平均增加了約一百種[※12]。

實驗是從二〇二〇年十月開始爲期兩個月，請該市男女各三十名、合計共六十名職員，每天早上吃一碗（七十公克）蒸熟的糯麥。實驗前，職員的腸內菌種類平均約七七〇種，和我們收集到的全國平均數據相差無幾；而在實驗後，菌種則平均增加至大約八八〇種。

而且，腸內菌有一千種以上、多樣性居高的人，在全國平均約有一二%，但在實驗前該市職員中只有三%，人數偏少；不過在實驗過後，比例增加至一七％。甚至有四個人的腸內菌超過一五〇〇種。

這個結果足以證明腸內菌有多愛吃膳食纖維。實驗後，認爲自己排便變得順暢、排泄量增加，且排便後感到清爽的人增加了，這也是菌種多樣化後改善腸內環境的結果。

此外，受試者也出現了少吃零食的傾向。可見增加攝取有飽足感的膳食纖維，有助於防止攝食過多。

健寶庫
1

如何檢查自己的腸內菌叢狀態？

如果你「想要知道自己的腸內狀況好不好」，不需要我們這類專業機構的分析，也有辦法大概了解。這個方法就是觀察自己的「排便」。

排便時，我們通常會覺得「今天沒怎麼用力就拉完了」「硬到拉不出來」「有點軟欸」。而在沖水以前，要先檢查糞便的形狀。「糞便的硬度和形狀」，可以大致判斷腸內菌叢的狀態。

有個醫院和看護機構廣為採用的「布里斯托大便分類法」可以當作判斷的指標。這是一九九七年由英國布里斯托皇家醫院研發的指標，將糞便的硬度和形狀分成七種類型※13。

硬便	1 粒狀糞便	堅硬的顆粒狀糞便。 像兔子大便或堅果顆粒。	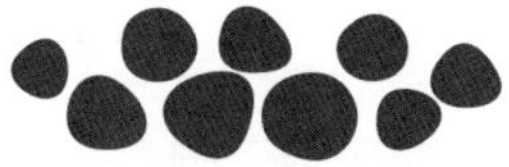
硬便	2 硬便	形狀像香腸，堅硬且表面凹凸不平。	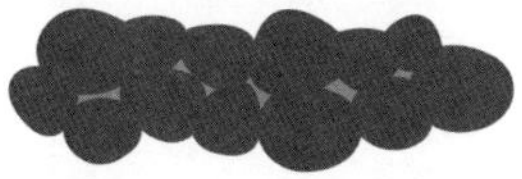
硬便	3 偏硬便	形狀像香腸或蛇，水分含量少、表面有裂痕。	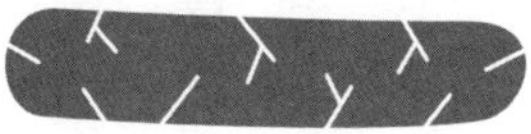
正常糞便	4 正常糞便	含有適度的水分，形狀像香腸或蛇，表面平滑柔軟。	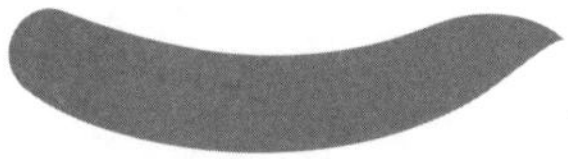
可能腹瀉	5 偏軟便	水分含量多，半固態。	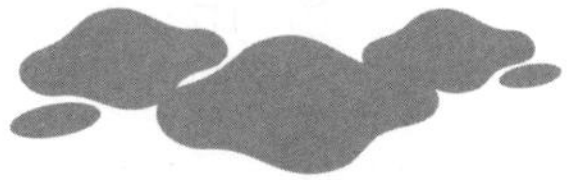
可能腹瀉	6 糊狀便	呈鬆軟、形狀破碎的糊狀。	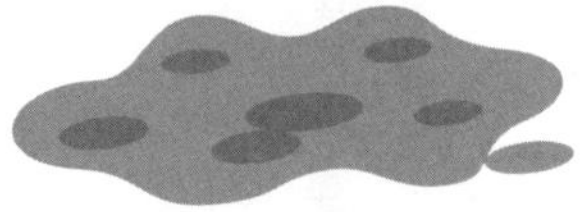
可能腹瀉	7 水便	質地像水、不含固體。	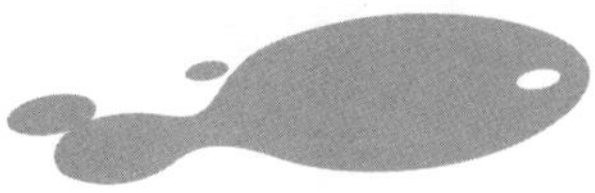

參考：Luke J D O'Donnell, et al., "Detection of pseudodiarrhoea by simple clincal assessment of intestinal transit rate" *BMJ*. 1990 Feb 17; 300(6722): 439-440

1～3型屬於硬便，4型是正常便，5～7型屬於軟便，代表腸內菌叢「狀態良好」的是4型的正常便。正常便的形狀類似香蕉或香腸，水分不會像硬便那麼少，但也不像軟便那麼多，含水量恰到好處，而且表面平滑，如果要再說得詳細一點，直到最後都是順暢地滑出來、沒有覺得排不乾淨是最理想的狀態。

排便的次數和頻率會因人而異。不管是一天兩次還是兩天一次，只要間隔不要太久都沒問題。

順便一提，很多人以為只要沒有每天大號就是便祕，不過日本厚生勞動省e健康資訊網上的「便祕與飲食習慣」指出，便祕不單純只是排便次數的問題，網站上刊登的便祕判斷基準可參照下面的表格※14。

即使每天排便，若排出的都是布里斯托大便分類法中的1型粒狀硬便的話，也代表腸內菌叢狀態不佳。

「便祕」診斷基準

以下6個項目中須符合2個以上的項目。

- [ ] a 排便次數中有4分之1以上需要用力。
- [ ] b 排便次數中有4分之1以上是排出粒狀便或硬便（布里斯托大便分類法中的1型或2型）。
- [ ] c 排便次數中有4分之1以上感覺排不乾淨。
- [ ] d 排便次數中有4分之1以上感到肛門堵塞或排便困難。
- [ ] e 排便次數中有4分之1以上需要用手協助排便（挖便或壓迫會陰處）。
- [ ] f 每週自主排便次數少於3次。

參考：日本e健康資訊網

關於排便的「氣味」，最近有越來越多具備自動洗淨功能的馬桶座，會在聞到氣味的時候除臭。因此，雖然糞便的氣味不比硬度和形狀重要，但如果一直散發出類似放屁的臭味，建議還是要評估改善飲食生活。因為這代表飲食生活偏差、一直吃會造成臭味的食物，也就是腸內菌失去平衡、細菌缺乏多樣性的緣故。

第 2 章

腸道不僅特別，還有點奇怪

1「腸道」究竟是怎麼一回事？

腸道是全身的司令塔，了解越多越覺得深奧

在〈第1章〉大致談過了腸道和腸內菌現今為何備受矚目，以及腸內菌會對我們造成的影響。

接下來要談的是腸內菌的具體功用，以及如何妥善與腸內菌共生才能獲得更多益處，不過在這之前，〈第2章〉要先把焦點放在腸內菌所在的「腸道」。

只要了解腸道的性質，就會逐漸明白

- 為何腸道與腸內菌除了吸收營養素以外，還**與糖尿病、動脈硬化、高血壓、癌症等疾病有密切關聯**

- 爲何它們會**決定胖瘦**、**疲勞程度**、**過敏**、**虛冷這些體質傾向**
- **為何要先促進腸道功能**才能解決體質和身體狀況相關的各種問題
- 爲何腸道掌管了**免疫力**
- **為何我們能夠與這群「自己以外的生物」，也就是數量龐大的細菌共生**

各位對腸道的了解越多，肯定會越訝異它的功用竟然這麼廣泛。

關於腸道的這些基本性質和功用，不管你是已經有一定程度的理解，還是想要趕快了解它更具體的功能，都可以參考後面各章節的指引，從自己感興趣的章節開始閱讀。那麼我們趕緊看下去吧。

包山包海的「腸功能」

你知道腸道在體內扮演了什麼角色嗎？各位已經知道的「吸收營養」和「排泄糞便」當然也都是重要的功能，而本書〈第1章〉也介紹過腸道是多采多姿的腸內菌世界的入口，但應該很多人都感覺到它的功能並不僅止於此吧。

腸道與腸內菌扮演的角色以及對全身的影響，整理如下：

★消化、吸收營養、排出廢物

腸道又稱作消化道，最大的功能就是消化、吸收和排泄吃下的食物。從嘴巴吃進去的東西會通過食道和胃，以半消化的狀態進入腸道。腸道的主要功用是利用酵素消化、吸收這些東西，剩下的廢物和有害物質則是成爲糞便排出。

★防止異物、病毒、病原菌入侵和預防疾病（免疫力）

在吸收營養的過程中，原本不該進入體內的有害物質也會跟著入侵。而分辨這些物質、防止入侵的免疫功能，是腸道的重要功能之一。〈第5章〉會再詳細說明腸道的免疫作用。

另外，免疫過度反應的其中一種現象「發炎」，與全身各種疾病和不適有密切的關聯。

例如最近大幅改變我們生活型態的新冠病毒疫情，「是否感染」當然也與免疫功能有關，而「輕症或重症」的發炎反應，則與腸道有密切的關聯。

除此之外，腸道和過敏、糖尿病、高血壓、癌症等生活習慣病的關聯也正逐漸釐清，這方面會在〈第4章〉〈第5章〉說明。

★對體型的影響

負責「吸收、排泄」的腸道，也是決定體型的關鍵。最新研究指出，瘦子的腸內菌有固定的傾向，已越來越確定其中包含了俗稱「瘦菌」的菌種。今後體型與腸道、腸內菌的關聯肯定會越來越清楚。〈第3章〉會再介紹腸道與體型的最新研究。

★延緩老化

老化的其中一個原因，就是老廢物質沒有排出體外，細胞受到的損傷持續累積。腸道狀態與全身的老化狀況會互相影響，藉由整頓腸內環境，也有可能延緩老化的速度。

而目前研究也慢慢釐清「健康長壽」的人，腸內有共同的特徵。詳情會於

〈第4章〉揭曉。

★連結心理層面、大腦

腸道的狀態與精神狀態、思考傾向的關聯也越來越清楚了，其中的代表就是開頭提過的「腸腦軸」。

當我們在精神上感到沮喪時、心理狀況不穩定時，便很難以控制自己的思緒，但只要改善腸道狀況，就可能改善精神、心理層面。前面介紹過的GABA就是最典型的例子。「腸腦軸」的相關內容，可以參照〈第6章〉。

這樣大家是否可以想像腸道與腸內菌的多種功能了呢？只要影響腸道這一個器官，就可以改善這些功能。

本書接下來會詳細介紹這些功能，同時也收錄了提升這些功能的飲食生活指南（主要在〈第7章〉）。誠摯希望大家能夠因此更加關心腸道。

2 是吸收，還是排出？——腸道做為「體內守門員」的功用

小腸負責消化、吸收、免疫；大腸是龐大菌群的「搖籃」

我們來更深入了解腸道做爲臟器的功能吧。

前面一直統稱爲「腸道」，但腸道大致可分爲「小腸」和「大腸」。更詳細來說，小腸又分爲「十二指腸」「空腸」「迴腸」，大腸則分爲「盲腸」「結腸」「直腸」。

我們吃下去的食物會通過食道進入胃裡，大部分會消化成黏糊的「粥狀」。小腸將之分解得更小之後吸收營養，剩下的送進大腸裡。膳食纖維不會在胃和小腸裡消化吸收，所以會直接進入大腸裡。

★小腸

主要功用	分解食物、吸收營養。
特徵	日本人平均長度約 6 ～ 7 公尺。 聚集了體內半數以上的免疫細胞。
細菌數量	空腸和迴腸內每公克有超過 1000 萬個以上的腸內菌。
菌種	含有較多乳酸菌。為了讓空氣（氧）順利進入，腸內是以不需要氧氣就能繁殖的細菌（兼性厭氧菌）為主。

★大腸

主要功用	吸收水分、形成糞便。
特徵	日本人平均長度約 1.5 公尺。
細菌數量	每公克有 1000 億個以上。 大部分的腸內菌都在這裡。
菌種	以雙歧桿菌居多。 腸內幾乎沒有空氣，是以排斥氧氣的細菌（專性厭氧菌）為主。

腸道的部位和特徵

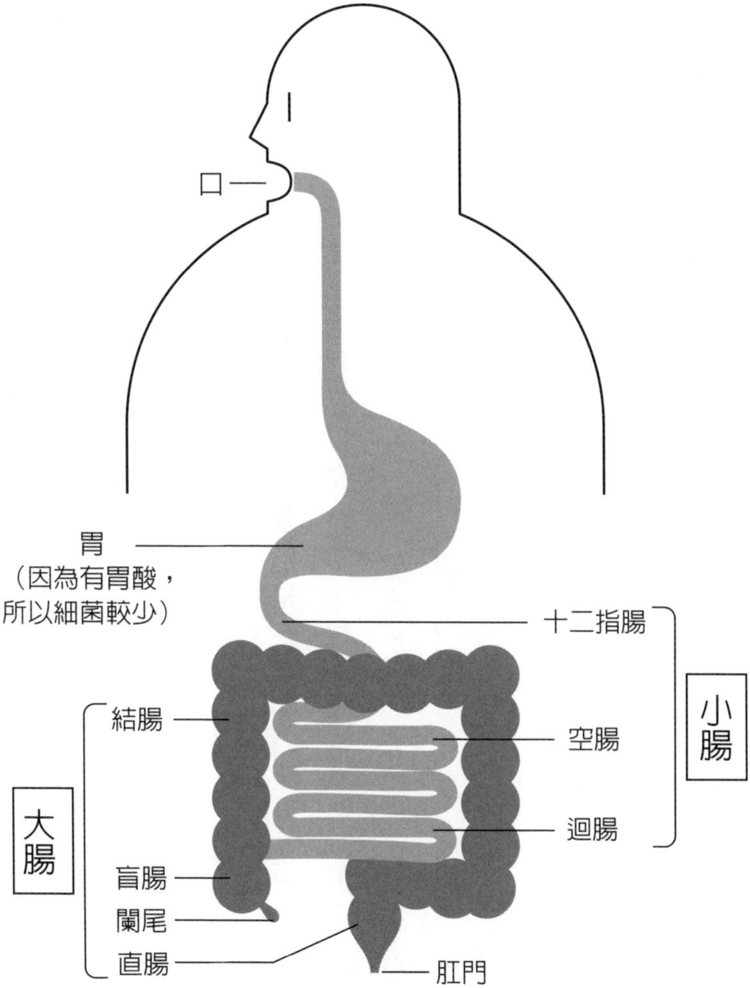
口
胃
（因為有胃酸，
所以細菌較少）
十二指腸
小腸
空腸
迴腸
結腸
大腸
盲腸
闌尾
直腸
肛門

★小腸是體內最長的臟器，約有六公尺長。

腸道的表面覆蓋著凸起的「絨毛」，就像柔軟的地毯一樣有細緻的皺折。這個形狀可以擴大表面積，有效率地吸收更多營養。小腸吸收的營養會通過血管輸送至全身。

而小腸內也聚集了人體一半以上的免疫細胞，是人體最大的免疫器官。

我們會從嘴巴吃進去的不是只有食物和飲料，也包含了病毒、病原菌、灰塵等異物。腸道的絨毛就像是互相搭肩挽臂一樣，緊密接合覆蓋在腸壁，以便阻擋異物入侵。爲了對付鑽過這道屏障入侵的異物，腸壁內側還有許多免疫細胞，處於可以立即應變的備戰狀態。

大腸會從被小腸吸收營養後剩下的殘渣裡，吸收水分和鈉等電解質來形成糞便，並暫時存放糞便。沒能被胃和小腸吸收而送到大腸的膳食纖維，則是會增加糞便的體積、代謝成益菌的養分。

★大腸的長度約為一．五公尺。

從小腸送過來的物質呈液態，大腸會慢慢吸收其中的水分、形成固體。若這個液態物通過大腸的速度太快，水分無法充分被吸收，就會造成腹瀉；反之，若液態物通過大腸的速度太慢，水分會過度吸收，就會形成便祕。

腸道如何判斷要吸收營養，還是阻擋外敵？

剛才已經介紹完腸道一般的功用了，而其中的腸道免疫作用則會臨機應變。

免疫細胞並不只是存在於腸內，有時還會循環全身、巡視是否有異物入侵，萬一發現異物，就會加以攻擊並排除。這就是腸道「免疫系統」的基本作用。

但是，腸道裡也有食物成分、腸內菌這些對身體來說「是異物卻有益的物質」。為了保留並利用這些有益的異物，只阻擋病毒、病原菌、灰塵等有害人體的物質，腸內隨時都會分辨進入的物質是有益或有害。

小腸的結構

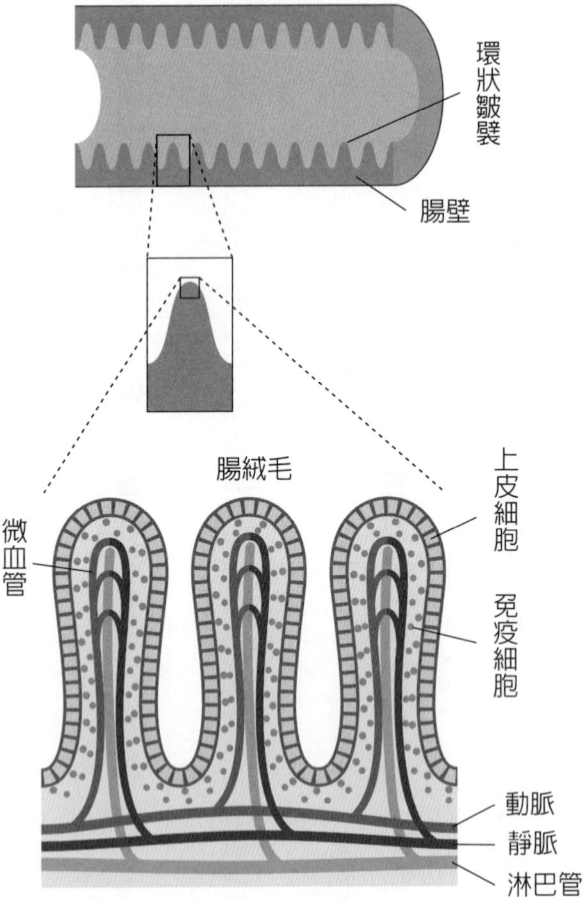
環狀皺襞
腸壁
腸絨毛
微血管
上皮細胞
免疫細胞
動脈
靜脈
淋巴管

腸道的免疫功能並未內建了「須阻擋的物質」和「可利用的物質」一覽表，偶爾遇到不曾接觸過的細菌時，還是需要加以判斷，或是原本知道的細菌變種後，就必須重新判斷。與這種細菌的攻防過程，對於一路辛苦抵抗新冠病毒感染的我們來說，應該感同身受吧。

經常接觸外界的口鼻、皮膚、生殖器也都有免疫細胞，但聚集的程度並不像腸道那麼多。

這是**因為只有腸道的免疫細胞比其他臟器接觸更多異物，隨時都需要精準判斷該異物是有益或有害**。從這一點來看，腸道的功用與攝入氧氣、排出二氧化碳的肺有很大的差別。

這種保留有益的異物加以利用的功能，稱作「**免疫耐受**」。因爲有這個功能，我們才能吸收營養，還能將腸內菌攝入體內一起共存。

3 與細菌共生——超越「好菌」和「壞菌」的區別

有氧的小腸和無氧的大腸裡存在不同細菌

小腸和大腸相連，但棲息於兩者的腸內菌種類和性質卻截然不同。造成這個差異的最大因素，就是「含氧量」。小腸裡含有氧氣，所以棲息了許多即使有氧氣也能存活的細菌（兼性厭氧菌）。其中的代表是乳酸菌，它們大多住在有氧氣也能生存的小腸（更詳細來說，歸類爲小腸的三種腸道裡，這種菌較少出現在消化液多的十二指腸，大多生存於後段的空腸到迴腸）。

另一方面，大腸的環境裡幾乎沒有氧氣，所以排斥氧氣的細菌（專性厭氧菌）數量較多。其中的代表是雙歧桿菌，而酪酸菌也排斥氧氣，所以同樣住在大腸內。前文提到可以提升運動耐力的韋榮氏球菌，也是生存於大腸。從整體數量來看，大腸的腸內菌遠比小腸要更多。

從菌種就能大致分辨細菌來自小腸或大腸，兩者的差異非常明顯。經常用來檢測腸內菌的糞便，反映了大腸的細菌結構。但有個罕見的情況，就是在糞便裡檢測出大量乳酸菌，這可能代表腸內環境異常。因為**乳酸菌大多生存於有氧氣的小腸，幾乎不會出現在無氧的大腸，所以在會反映出大腸細菌的糞便裡，通常不會出現乳酸菌**。

在糞便中檢測出乳酸菌，原因在於大腸環境惡化、處於有氧的狀態。若要恢復良好的狀態，也需要藉助腸內菌的作用，因此要多吃優格這類發酵食品，將腸內整頓成能讓好菌活躍的環境。

優格裡的雙歧桿菌多數是活的

如果你前面有仔細閱讀的話，或許會疑惑：

「乳酸菌可以存活在有氧的小腸裡，而排斥氧氣的雙歧桿菌只能活在無氧的大腸裡。那優格裡所含的雙歧桿菌不就死了嗎？畢竟優格會接觸到空氣吧？」

請放心。從結論來說，**製造優格時會經過各種加工處理，只要包裝上標示為「活菌」的商品，就代表裡面的雙歧桿菌絕大多數都活著**。

優格在製造過程中不太會接觸到氧氣，而且除了添加雙歧桿菌以外，也會一起加入乳酸菌，它會消耗氧氣並生成雙歧桿菌需要的養分，藉此控制含氧量。

此外，有些優格廠商會爲了避免讓雙歧桿菌接觸到氧氣，而採用以特殊材質包覆細菌的晶球技術，或是用不透氧材質製造外包裝容器，以加強保存雙歧桿菌※1。雙歧桿菌一般而言確實有厭氧的傾向，但也有廠商宣稱使用耐氧性較強的菌種來製造優格。

由於市售優格都經過這些工序，因此食用前稍微攪拌一下也沒關係，但是無法保證開封後久置的優格裡的雙歧桿菌狀態。爲了不要浪費難得的細菌，開封後最好吃完。若是購買無法一次吃完的大容量，建議要確實加蓋密封，儘量不要讓優格接觸氧氣，並且在有效期限內食用完畢。

好菌和壞菌？沒那麼簡單

有些熟悉傳統「腸活」的人，或許還記得健康的腸內菌比例是「好菌兩成、壞菌一成、中性菌七成」。

好菌是指作用有益我們身體的乳酸菌和雙歧桿菌。壞菌是指會導致腸內腐敗、製造毒素的害菌，包含金黃色葡萄球菌（*Staphylococcus aureus*）、沙門氏菌（*Salmonella*）、產氣莢膜桿菌（*Clostridium perfringens*）等。而無法歸類爲這兩者的腸內菌，則稱作「中性菌」。過去認爲中性菌沒有特殊作用，而且菌如其名。當腸內的好菌增加時，中性菌就會變成好菌，當壞菌增加時它就跟著變成了壞菌。

如果要維持健康，的確就要增加作用有益我們人體的細菌，但這個比例是根據什麼而定的，其實連我也不知道。說得更清楚一點，這裡所謂的「好菌」和「壞菌」根本也不是學術名詞，現在可以肯定的是，這個說法隨著腸道研究的進展而越來越不適用※2。

因爲，近年來已經發現「中性菌」當中有些細菌的作用對人體有益，很難再繼續維持這種分類。

另外，不論細菌生成的代謝物再怎麼有益，都需要身爲宿主的我們提供養分，它們才能產出。況且，同一種菌也會同時生成對人體有益和有害的代謝物。

在這種狀況下如果要定義「這種菌是好菌，還是壞菌？」實在是很難回答。

腸內環境就像是自然界的生態系統，**有各式各樣的細菌存在，會在外界加入新細菌、細菌交替的過程中決定整體的平衡**。從這個隨時變動的平衡可以看出，全新的腸活基本觀點，應該是要設法讓細菌生成更多有益物質才對。

4 只要改變習慣，腸內和體質也會改變

飲食習慣與腸內的「三種類型」

腸內菌的結構取決於我們吃了什麼。二〇一一年的科學期刊《自然》發表了一篇論文※3，談到雖然每個人的飲食都不盡相同，但還是可以**根據飲食習慣的傾向，將腸內菌叢大致分成三類**，而且**人會受到長期的飲食生活影響，除非飲食生活有極端的變化，否則菌叢不會改變**。

腸內菌叢的類型稱作「腸型」（enterotype），論文中將菌叢分成以下三類：

①高蛋白和高脂質的肉食類「擬桿菌型」

②常吃小麥和玉米等五穀類、高纖和高醣的草食類「普雷沃氏菌型」

③飲食習慣介於①和②之間的雜食類「瘤胃球菌型」

這三種類型的名稱分別是取自特有的細菌屬性。

該論文中提到，不同國家或地區都有各自的類型傾向，①的肉食類常見於美國人和中國人；②的草食類常見於中南美洲人、非洲人、東南亞人；③的雜食類則常見於日本人和瑞典人。

而且，我們調查九千人後得出的全國平均數據中，顯示日本國內的肉食類、草食類、雜食類的比例大約是四：一：五（請注意，並沒有哪一種類型特別容易生病或比較優秀）。

飲食對腸內環境的影響

我們從二〇一七年開始在日本山口縣周南市和大阪等各個地區實施腸內環境與健康調查，發現了**飲食與腸內菌的關聯**。

例如我們在山口縣周南市調查了八十六人的腸內菌，發現肉食類、草食類、雜食類的比例爲七：一：二。肉食類占了七成，某種意義來說這個結果令人吃驚。

因爲周南市是依山傍海、擁有豐富自然資源的地區，我們都以爲「當地人應該很常吃菜」。而且參與調查的人當中，也有不少「平常會吃大量蔬菜」的人。不過，只要看過飲食調查問卷的內容就會明白了。當地人攝取的黃綠色蔬菜比全國平均值要高，但根莖類和其他蔬菜的攝取量卻比全國平均值更低，結果膳食纖維的攝取量才會偏低。換言之，**腸內菌反映出的飲食習慣，比本人以為的更精準**。

之後，我們根據這個調查結果，爲調查對象提供改善飲食習慣的建議，讓他們多攝取黃綠色蔬菜以外的蔬菜後，草食型和雜食型的腸內菌就逐漸增加了。

腸內菌叢會受到飲食內容很大的影響，隨著飲食習慣的改變而變化。這個調查結果就是證據，而且反過來看，調查腸內菌也有助於察覺我們自身並沒有發現的「偏食傾向」。

腸內菌的3種類型

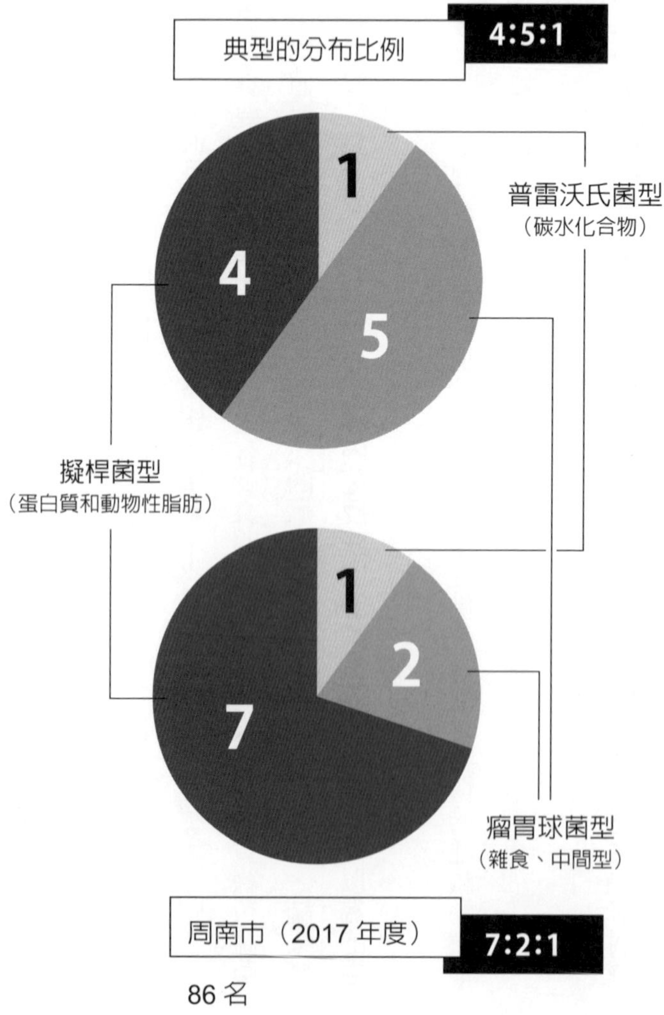
典型的分布比例
4:5:1
1
4
5
普雷沃氏菌型
（碳水化合物）
擬桿菌型
（蛋白質和動物性脂肪）
1
2
7
瘤胃球菌型
（雜食、中間型）
周南市（2017 年度）
7:2:1
86 名

此外，在針對日本人的最新研究當中，日本人的腸內菌叢可以分成五種類型，這也暗示著腸胃功能可能與生活習慣病有關※4。隨著這項研究的推展，腸內菌叢和飲食習慣，以及與疾病風險的關聯性，今後應該會越來越清楚。

「健康長壽者」的腸道類型

既然腸內菌會隨著飲食習慣變化，那肯定有很多人想知道，要培養什麼樣的飲食習慣和腸內環境，才能健康又長壽吧。

當然，也有研究調查過健康長壽老年人的腸內菌。最知名的研究，出自日本腸內菌研究的第一把交椅、京都府立醫科大學的內藤裕二教授。

這項研究從二〇一七年開始，在百歲人瑞數量為全國平均約三．三倍之多的京都府北部京丹後市，實施了腸內菌的調查。結果發現，一百歲以上的健康老人腸內，包含很多會生成有益人體的短鏈脂肪酸的雙歧桿菌和酪酸菌，其中又以酪酸菌特別多※5。

京丹後市的居民所吃的食材，大多來自自耕的農田、從山裡或海中取得的食物。在近海地區，用魚和海藻製作的傳統食品相當出名，大麥和糙米也經常做爲主食。

海藻和大麥裡富含水溶性膳食纖維，是最適合增加雙歧桿菌和酪酸菌的食材。只要有豐富的養分，這兩種菌就會生成許多短鏈脂肪酸，讓人體得到更多健康功效，有助於提升活力和延年益壽。

透過這項研究可以知道，**健康長壽最重要的是腸內菌，以及培養腸內菌的飲食**。不過目前的研究有個盲點，就是無法判斷這些細菌是從他們年輕時就大量存在於腸內，還是從某個歲數開始才成爲腸內菌叢？這些菌是從何時開始幫助他們「健康長壽」的？腸內菌的研究歷史還不夠久，所以沒有長達數十年的追蹤調查數據可以分析這其中的關聯。

隨著各種調查和研究的進行，我們慢慢可以確定，**健康長壽需要有多樣化的細菌**。因爲細菌越多樣化，生成的後生元也會更多樣化，我們可以更有效地預防和改善身體不適或疾病。但是，具體上哪一種細菌，以及哪一種後生元有助於我們的健康，從人類和腸內菌的悠久歷史來看，這個研究才剛開始而已。

這些將是今後的課題，反過來看，這之中也**隱藏了能讓我們更健康長壽的可能性**。

5 「第二大腦」也無以名之的腸道功用

腸是生命的根本

大腦與腸道有密切的關聯，前面也提過腸道有「第二大腦」之稱。但是，根據前面談到的腸道各種作用，再加上考慮到多細胞生物的歷史，稱之爲「第二大腦」未免也太小看它。

因爲，最原始的多細胞腔腸動物「水螅」就沒有大腦，幾乎只靠腸子生存※6。現代學說主張「水螅」是由攝取營養的入口（嘴）、腸道、排泄的出口（肛門）所構成，之後才進化成魚類、兩棲類、爬蟲類、鳥類，以及包含人類在內的哺乳類。

在這個進化的過程中，腸子的背側形成脊髓的原型、發展成爲大腦。**雖然有**

些生物沒有大腦，但所有生物都有腸子。

也就是說，**生物在存活上，需要腸子更勝於大腦**。如果大腦的形成比腸子更早的話，「第二大腦」這個說法就能成立；但是腸子先形成的話，這樣說就很奇怪了。所以站在我們腸道研究者的角度來看，**腸道才是首要的器官**。

腸子比大腦更「聰明？」

腸道會直接關係到生存，因此它會自主保持在良好的狀態，發現有益的物質進來就會吸收，有害的物質進來則會抵擋，並將多餘的廢物一起排出體外。

另一方面，大腦有時卻會「多此一舉」。我們明知某個食物對身體不好、卻依然想要攝取，這股欲望就是大腦害的。暴飲暴食大多是在這個情況下，由壓力或其他精神上的原因所造成，結果才導致腸內環境失調。

反過來看，**為了避免腸內環境失調，只要持續供應腸內菌愛吃的養分，或許大腦就能保持在良好的狀態。**

腸道會和棲息在它之中的細菌一同發揮各種作用。若腸道與腸內菌自主保持良好的狀態，會對我們的身心造成什麼影響呢？

下一章開始，我們再來看腸道與腸內菌具體上會帶來哪些有益健康和延緩老化的效果。

健寶庫 2

「個人化營養」——健康管理的新名詞

一樣的食物、一樣的分量，在一樣的時間攝取後，有人會胖，有人卻不會胖，飲食的影響和獲得的健康效果會因人而異。這不只是因為每個人擁有的消化酵素和代謝能力不同，腸內菌的種類和活性程度也不一樣，連細菌生出的後生元也都不同。

「個人化營養」的概念就是根據這種差異，為每個人提出量身打造最適合的高效飲食方法。這個方法又稱作「精準營養學」（Precision Nutrition），是我們研究所的研究主題之一。

「個人化營養」是最近才出現的概念，更早推行的是「個人化醫療」。

過去的醫療基本上是對同一種疾病開立相同的處方藥。但即使確診某種疾病，如果每個病患的症狀不同，藥效的顯現方式也會不同。最近證明了這個差異不僅源自於基因，也會因腸內菌而出現。

「個人化醫療」的概念就是依據這種差異，為每位病患提供最適合的治療方法。

而將這種概念應用在食品上，應該就能做到「個人化營養」。或者再稍微擴大一些，就能衍生出以群體為單位來考量健康功效的「分層營養」概念。

而從這種「個人化」系統延伸出的構想，就是「馬桶物聯網技術」——馬桶在每次排便時都會自動檢測健康狀況的「智慧型馬桶」。

糞便是最精準的健康指標，會反映出飲食內容、壓力和身體狀況。而且，現在我們也正在研究是否能從糞便簡單測出腸內菌叢的狀態。

細菌的數量大約有一百兆個、種類平均有七百~八百種，數據十分可觀，而且糞便的形狀、顏色、分量、氣味等因素該如何交叉檢測、可以準確判斷到什麼程度，這些都是目前的研究課題。如果能夠從這種「腸內菌可視化」技術，得出符合當事人的「健康飲食」提案，就會從根本顛覆我們對於飲食菜色的觀念。像是——

「這種細菌變少了，所以今天要吃優格來補充。」
「吃點大麥或全麥麵包來攝取水溶性膳食纖維吧。」
這樣就能隨時輕易改善飲食生活，有助於促進健康和預防疾病。

第2部
健康、老化、體型……全部都跟腸道有關

第 3 章
從最先進的研究看體型與腸道

1 「易胖程度」與腸內環境

腸道擁有「超乎想像的影響力」

在〈第1部〉，已經談過腸內菌對我們的體質、能力和健康的影響比我們想像中的更深遠，以及關於腸道的特徵。

應該很多人會疑惑，所謂「比想像中更深遠的影響」究竟有多廣泛。因此，這裡就把焦點放在多數人都關心的事情——肥胖和過敏性體質、疾病，以及與新冠病毒等傳染病有深切關聯的免疫力——上，來看看腸內菌和腸道對我們的影響，還有我們該如何努力才能從中受惠。

而第一個話題就是**「易胖、易瘦」的體質**。後面來談談在我們的最新研究中，會影響日本人體型的**「瘦菌」**。

為什麼日本人常吃白飯，「胖子」卻很少？

二〇一三年，日本和食入選爲聯合國無形文化遺產。其中一個原因是「具有足以支持健康飲食生活的均衡營養」，爲全世界奠定了**「日本和食有益健康」**的印象※1。

然而另一方面，近年卻出現了「斷醣減肥」「戒碳水減肥」，鼓吹不吃米飯等碳水化合物，於是「包含很多致胖的碳水化合物」的印象，也與日本和食「健康」的印象一起成爲大眾根深柢固的觀念。而且肥胖會引發各式各樣的疾病，因此可以說**日本和食包含了兩種截然相反的印象**。

在這兩個截然不同的印象影響下，日本和食有了重大的變化。**即使都稱作「日本和食」，實際菜色也會隨著時代而大幅改變**。

舉例來說，「國民營養調查※2」調查了日本人的蛋白質攝取量變化，指出近年來肉、魚等動物性蛋白質的攝取量，一直多於豆類、豆腐和穀物的植物性蛋白質攝取量。

但是，這個傾向是近幾年才出現的，如果往前追溯，動物性蛋白質的攝取量是在一九七九年，首度超越植物性蛋白質的攝取量。在這之前，日本人攝取的植物性蛋白質都比較多。

再更往前追溯的話，一九六六年日本人對植物性蛋白質的攝取量，是動物性蛋白質的將近兩倍；在戰後的一九四七年，植物性蛋白質的攝取量則是動物性蛋白質的三倍左右。當時，日本人都是從糙米、大麥、紫穗稗和小米等雜糧、豆腐和味噌等大豆食品攝取蛋白質。但這項調查證明了這些食品的攝取量正逐漸減少，**這數十年來已轉變成以動物性蛋白質為主**。

造成這種現象的背景——在於過去不像現在能隨意取得肉類和魚，也沒有長期保存的條件。每一百公克糙米所含的蛋白質量爲六・八公克，比白米的三・五公克還多，但是遠比每一百公克豬里肌肉所含的二〇・九公克蛋白質要少※3。

以蛋白質含量來看，肉類的確更豐富。

但是，**這並不是造成當時的日本人都骨瘦如柴的原因，他們只是用以穀物為主的碳水化合物來維持體能**。

證據就是有一份報告指出，日本人的腸內菌裡可以分解碳水化合物的細菌數量，比其他國家的人要多。這是早稻田大學服部正平教授團隊，在二〇一六年的科學期刊《DNA Research》上發表的研究成果，研究分析了一〇六人的腸內菌叢，與美國、法國、俄羅斯、中國等共計十一國的國民腸內菌叢平均數據比較※4。

日本人數量最多的腸內菌是「布勞特氏菌」，雙歧桿菌的數量也比其他國家多。布勞特氏菌的特徵是專吃含有碳水化合物的膳食纖維、抗性澱粉、難消化性寡糖，藉此生成有益我們身體的短鏈脂肪酸。

不建議「斷醣」不只是因為會復胖

從幾年前開始，減少攝取碳水化合物的減醣飲食已經落實成爲一種熱門的減肥法。但是從腸道和腸內菌的觀點來看，我並不建議隨便「斷醣」。

因爲在日本人的腸道裡，專吃碳水化合物中的膳食纖維、抗性澱粉和難消化性寡糖的腸內菌特別多，要是不顧後果地隨意限制飲食，可能會引發如下的負面循環：

「短鏈脂肪酸」除了促進代謝以外還有很多效果，所以斷醣除了能控制體重以外，還很容易失去**「強化免疫屏障功能」「促進能穩定血糖的胰島素分泌」「預防和改善生活習慣病」這些健康效果**。

用這些來交換一時的減重和減脂，代價未免太大了。

「斷醣減肥」的惡性循環

過度減少碳水化合物的攝取量

↓

棲息於腸內、**以碳水化合物維生的細菌**
會因「養分不足」而逐漸消失

↓

處理碳水化合物的能力下降

↓

由碳水化合物製造出的短鏈脂肪酸減少

↓

變成「易胖難瘦」的體質

「和腸內菌結盟就會瘦」？

前面已經提到，腸內菌只不過是因爲我們的腸道環境適合棲息，才會存活在那裡。**人類不能任性地想留住腸內菌，卻不給予任何養分。**

如果你很想進行斷醣減肥法，最好連腸內菌的作用也一起考慮進去。

主食是白飯的人，建議**在白米裡添加大麥（麥片或糯麥）煮成麥飯，或是添加燕麥**。這樣可以攝取到豐富的水溶性膳食纖維，爲各個腸內菌提供養分，而且也能減緩醣的吸收速度、抑制血糖上升。

麵包和義大利麵也不要選擇百分百精製小麥製成的，而是改用添加全麥麵粉的產品。如此便能自然增加膳食纖維的攝取量，將碳水化合物從減肥的大敵變成強大的同伴。

與常吃全麥麵包和義大利麵的歐美國家相比，愛吃白飯的日本人較少從穀物攝取膳食纖維。**改吃全麥麵粉或添加大麥的米飯，是與腸內菌融洽共生最有效的第一步。**

白飯要吃「冷飯」

碳水化合物是膳食纖維和醣類的合成物。白米是碾磨糙米、除去富含膳食纖維的米糠後製成，可以算是「醣塊」。

醣類進入人體後會在胃和小腸消化吸收，變成在血液中循環的葡萄糖＝血糖，其數值就是血糖值。

葡萄糖是驅動大腦、肌肉、內臟的能量來源，但攝取過量會變成中性脂肪囤積起來。所以才會說「吃太多醣會導致肥胖」。

因此，建議將主食的白飯換成富含膳食纖維的糙米或麥飯、燕麥做成的燕麥片，如果你實在不太喜歡吃這些的話，還是可以用另一種方式吃白飯。

那就是**白飯不要剛煮好就吃，而是放冷了再吃**。冷掉的白飯裡抗性澱粉會增加。一般澱粉會經過消化酵素分解後被小腸吸收，但是變成抗性澱粉以後，構造就會變得複雜、無法靠消化酵素分解。於是，原本的非水溶性膳食纖維，也和水溶性一樣可以成爲腸內菌的養分，製造出有益我們身體的短鏈脂肪酸。

由於抗性澱粉的檢測法是近年才有的，所以無從得知以前的人攝取了多少抗性澱粉。

不過，考慮到以前的人不像現代有電子鍋和微波爐、能夠隨時吃到熱騰騰的米飯，可以推測他們比現代人吃了更多冷飯。以前的人應該都在不知不覺中，採取了腸內菌偏好的白飯吃法吧。

雖說是冷飯，但只要摸起來不熱就可以了。想想我們在裝便當或是捏飯糰時，不也會先讓白飯冷卻嗎？用相同的訣竅來準備就好。

俗諺的「吃冷飯」一說，是指待遇不好、遭到冷落的意思，不過這樣吃卻能增加腸內菌的養分，反而可以說是待遇優渥吧。

「只吃○○減肥」會破壞腸道環境

限制醣類攝取時，要多吃肉和魚、蛋等動物性蛋白質來彌補減少的碳水化合物，這是減肥的「正統」作法。

幾乎所有動物性蛋白質的胺基酸評分（代表蛋白質營養價值的指標）都是滿分，但是不能只攝取動物性蛋白質當作打造身體的重要營養素。**如果營養失調，腸內菌就會缺乏養分，造成腸內菌叢失衡**。

而且，動物性蛋白質攝取過量也有害。肉類、蝦、蛋、起司等食品所含的膽鹼和左旋肉鹼被腸內菌分解後，會代謝出三甲胺（TMA）。然後三甲胺再被腸道吸收、進入血液裡，血液裡的三甲胺濃度越高，就越容易引起動脈硬化，或是造成心肌梗塞、腦梗塞等心血管疾病※5。

膽鹼有助於維生素發揮作用，左旋肉鹼則有燃燒脂肪的效果，但是**嚴禁攝取過多**。

不管再怎麼有益健康，**「嚴重偏食」會造成營養失調，進而導致腸內菌失調，可能會帶來害處**。不論什麼食材都是同樣的道理。

2 你的腸內有「瘦菌」嗎？

「東方人的腸內沒有瘦菌」是天大的誤會

不知道各位是否聽過**「胖菌、瘦菌」**這個說法，前者是指容易發胖的細菌，後者是能抑制肥胖的細菌，兩者丟到網路上搜尋都可以找出很多資訊。

其中最常提到的瘦菌，就是「艾克曼氏菌（*Akkermansia muciniphila*，簡稱Akk菌）」。艾克曼氏菌是西方人，尤其是歐洲人體內最多的細菌。二〇二一年，經過低溫殺菌的艾克曼氏菌，已經由歐洲食品安全局（EFSA）核準爲**「抑制肥胖的食用菌」**※6。

報章雜誌上也隨處可見「調查你的腸內是否有艾克曼氏菌」「如何增加艾克曼氏菌」之類的文章。但是，根據我們的研究調查，在日本人的「腸內菌當中，艾克曼氏菌有一%以上」的人數僅僅只有一〇%。如果是腸內原生的菌叢，只要改善飲食生活就能增加數量，但要讓原本不存在的細菌定居下來就非常困難。

不過，這並不代表擁有較多艾克曼氏菌的歐洲人大多很瘦，擁有較少艾克曼氏菌的日本人大多很胖。這只是代表**艾克曼氏菌並不是多數人體質中的特色菌種**。如果你去檢查自己的腸內菌叢結構，發現艾克曼氏菌較少或是根本沒有，也不用失望。

其實在我們的研究當中，**發現有種細菌可能是日本人專屬的瘦菌**。

最新研究指出的「瘦」與「菌」的關係

我們國立研究開發法人醫藥基礎・健康・營養研究所，發現了「布勞特氏菌屬」的「魏克拉－布勞特氏菌」（*Blautia wexlerae*，以下簡稱**布勞特氏菌**），這是**可以預防和改善肥胖與第二型糖尿病**的新益菌。

我們與早稻田大學竹山春子教授團隊，和山口縣周南市合作進行了健康人士與糖尿病患者的比較研究，加上動物實驗、基礎研究的結構解析結果，整理寫成論文，發表於二〇二二年八月的《自然－通訊》期刊※7。

論文中指出近年來，肥胖和糖尿病患者增加已成爲社會問題，除了飲食過量和缺乏運動等生活習慣上的因素之外，也與腸內菌有關。

因此，研究針對日本人的腸內菌與肥胖、糖尿病的關聯，分析了人體的調查數據之後，發現布勞特氏菌與肥胖、糖尿病的風險爲「負相關」，換言之，結論就是「**肥胖和糖尿病風險越低的人，布勞特氏菌越多**」。

爲了檢驗布勞特氏菌「抑制肥胖」「預防糖尿病」的效果，研究中讓吃高脂肪飼料而發胖的實驗鼠攝取布勞特氏菌，結果老鼠的內臟脂肪累積程度和體重增加的幅度都減緩了。吃高脂肪飼料的老鼠雖然出現了糖尿病症狀，但在攝取布勞特氏菌後，糖尿病症狀也獲得了改善。

除此之外，研究還證實布勞特氏菌可以製造出鳥胺酸、S－腺苷甲硫氨酸、乙醯膽鹼等有促進代謝作用和消炎效果的物質。

雖然今後還需要做人體實驗來驗證布勞特氏菌效果和安全性，不過根據這次的研究結果，可以確定**布勞特氏菌可能可以預防、改善肥胖和第二型糖尿病**。

「不易形成脂肪的細菌」「不易胖的細菌」的原形

「瘦菌」這個詞，或許會讓人以為有體重或體脂無限度下降的效果，其實不然。吃高脂肪飼料的實驗鼠在攝取布勞特氏菌後，體內不易形成脂肪；但是吃一般飼料的實驗鼠攝取布勞特氏菌後，體重卻毫無變化。因此更正確地來說，布勞特氏菌是**「不易形成脂肪的細菌」**或**「不易發胖的細菌」**。這就是為什麼會說它有**預防、改善肥胖並維持健康的效果**。根據我們的調查，腸內菌叢裡的布勞特氏菌占了一％以上的日本人多達九成。

不過有一點需要注意，即使布勞特氏菌的比例占了腸內菌的一％，還是有人的ＢＭＩ值偏高。如果占了六％以上，在ＢＭＩ值中歸類為標準體型或削瘦型的人數比例才會明顯變多，換言之，千萬別以為「反正有布勞特氏菌」就放心，它在你的腸內還是需要多到一定的比例才能發揮期待的效用。

該如何增加瘦菌——布勞特氏菌？

談到這裡，各位應該都很想知道「要怎樣才能增加布勞特氏菌的比例」吧。

目前效果最好的方法，就是**調查自己的飲食內容、避免過與不足**。不需要吃特定的食品，而是要評估攝取的營養均衡度，「減少自己攝取太多的食品、彌補不夠的食品」。這種「調整均衡度」的方法是最有效的。

前面談到「不能只吃○○來減肥」，而布勞特氏菌正好與「只吃○○來減肥」徹底相反。這種營養均衡的攝食方法，也有助於活化多種腸內菌。

此外，布勞特氏菌還會製造出能促進代謝的胺基酸，它不單只是會作用於我們身體的「瘦菌」，還會生成短鏈脂肪酸的醋酸、乳酸、琥珀酸，以及屬於抗性澱粉的支鏈澱粉。它也會和其他益菌協調作用，有效改善腸內環境。

而最近的研究發現，布勞特氏菌和雙歧桿菌十分契合，雙歧桿菌從母乳中的寡糖分解出的乳糖和岩藻糖，是布勞特氏菌最愛攝取的養分，所以有助於增加布勞特氏菌※8。

考慮到這個效果，除了優格裡添加的雙歧桿菌或乳酸菌等菌種以外，布勞特氏菌或許也算是一種腸活必備的全新益菌。

健寶庫 3

多元飲食可以活化多種細菌

我們的飲食調查中，採用了厚生勞動省和其他地方政府機關的多項調查中常用的「BDHQ」（簡易自記式飲食歷程調查表）※9，請受試者用大約一個月的時間回顧自己的飲食，回答表中的八十個問題，依此計算出五十八種食品和一百種以上的營養素攝取量。

這份調查表的原始用途是研究分析，所以各位在評估自己的飲食習慣時，不需要回答那麼多問題。可以參考厚生勞動省的「飲食均衡指南※10」，回想自己的飲食均衡度即可，這樣應該就可以掌握到自己飲食生活的大致傾向。

之後只要反覆對照檢查，就會發現「身體在吃了什麼以後有了什麼樣的變化」。

這裡有個更容易實踐的方法，就是建議別看食品的品項，而是只考慮營養素。以五大營養素的碳水化合物、脂質、蛋白質、維生素、礦物質（鈣、鐵等）

為核心來考慮每一餐，或是一整天的飲食均衡。千萬不要忘記，碳水化合物是由醣和膳食纖維構成，吃白飯可以攝取到的只有醣。如前文所述，在白米裡加入大麥等雜糧一起煮成飯，或是等白飯涼了，讓飯裡和膳食纖維有同樣作用的抗性澱粉增加後再吃，才是為腸內菌提供更多養分的吃法。

腸內菌裡也有很多細菌愛吃人類無法消化的東西。儘管腸內有這麼多種細菌，但還是需要我們提供養分才會活化。

而且，細菌不是獨立作業，而是分工合作。細菌的作用會因種類而異，為了讓各種細菌都能活化，除了膳食纖維以外，為整體的飲食保持均衡的營養也很重要。

第 4 章
「腸漏」與老化、生活習慣病

1 認識會造成老化與生活習慣病的「腸漏」

「易累」和「倦怠」可能是腸漏的早期症狀

腸道具有完善的機制，會攝入維持身體所需的營養素及其他有益物質，除此之外的病毒、病原菌、灰塵、過敏原、未消化的食物等異物則會將它們排拒在外，以免入侵體內。

前文提到腸道內覆蓋著由無數皺襞組成的「絨毛」，皺襞的表面有「上皮細胞」像是互相搭肩挽臂一樣緊密接合，形成將危險異物屏除在外的一道關卡。然而，當這道防守牆因爲某個原因而鬆懈時，異物就會鑽過皺襞的空隙入侵體內。這種現象就稱作「**腸漏**」（leaky gut）。

健康的腸壁、「腸漏」的腸壁

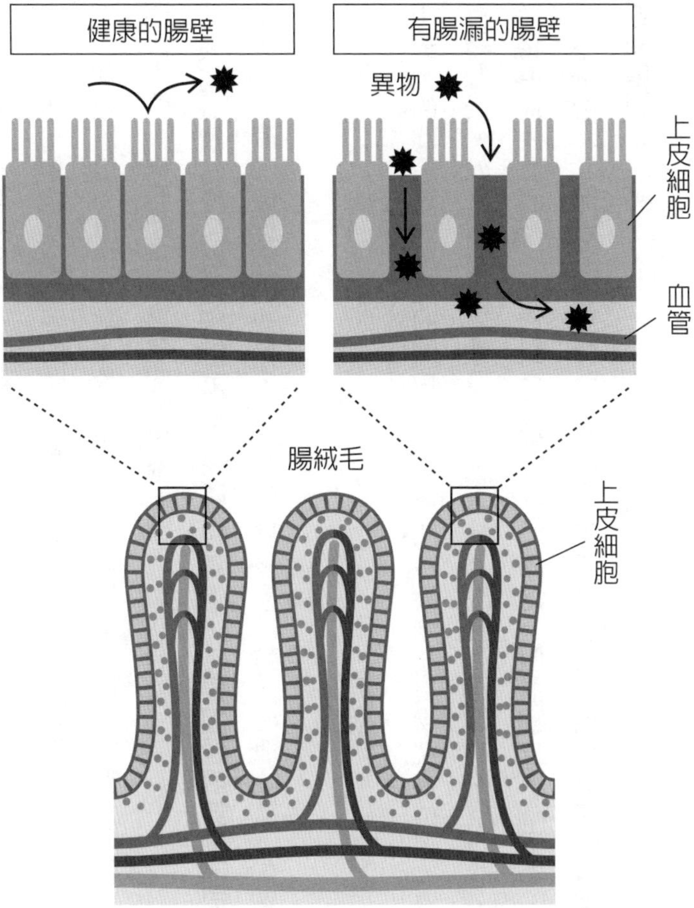

「腸漏」不只是對腸道，對全身上下都是一大問題。

平常異物也可能會穿過堅固的防守牆入侵體內，不過這時腸道的免疫細胞會察覺異常並加以應變，所以通常不會造成大問題。可是一旦出現腸漏現象，就等於體內門戶大開，會**有超乎平常想像的大量異物不斷入侵**。

由於異物持續入侵，**免疫細胞就會一直察覺異常，結果因過度勞動而引起發炎**。就像感冒著涼之後會發燒一樣，這是利用發炎來一鼓作氣地收拾所有異物的機能。

其中最大的問題是「大開的門戶」。只要門戶大開，異物就會持續入侵，身體也會持續發炎。如果演變成慢性發炎，腸道就無法發揮原本的免疫功能，而且異物會從腸道進入血液裡，滲透到全身的器官。於是各個器官也跟著發炎，**「總覺得身體不舒服」「無法消除疲勞」「一直提不起勁還發低燒」這類全身性的症狀就會逐漸顯現。**

一回神才發現有了生活習慣病?!腸漏的可怕影響

或許有人覺得「只是有點發懶而已，沒什麼大不了的」，但是這麼想就太輕率了。

腸漏引起的慢性發炎的確不像急性發炎那樣，會引發劇痛或高燒，症狀平靜到不會讓人覺得有必要上醫院，但這個**「平靜」正是問題所在**。

在你感覺到「最近好像有點累」的時候，異物就已經循環至全身，一點一點地慢慢傷害各個器官了，就像是低溫燙傷一樣。等你發現時已經嚴重受損，而且身體各個部位都在發炎，逐漸傷害細胞和組織，直到某一天變成「疾病」發作。

如果肝臟受損，疲勞和倦怠感會更加嚴重，放著不管就會形成慢性肝炎，繼續惡化則會變成肝硬化。

如果腦部發炎，就會造成腦細胞萎縮，進而導致失智症。

除此之外，腸漏也與糖尿病、動脈硬化、癌症等疾病有關，詳情後面會再說明。如果你**莫名地持續感到疲勞或倦怠、發低燒的話，可能就有腸漏的疑慮**。

造成腸漏與腸內環境惡化——氧的惡性循環

腸內菌叢的惡化不僅是造成腸漏的原因，還會引發連鎖性的問題。健康的腸道會大量消耗氧和能量，平時會不停地扭來扭去，這就稱作「蠕動」。但是，若腸道因膳食纖維不足導致缺乏能量、活動力下降的話，氧氣的消耗量就會減少。這是便祕時會發生的現象。

如果屏障變弱、處於腸漏狀態，未消耗的氧氣就會漏入腸道，導致腸內環境逐漸惡化。

或許會有人想：「只是一點氧氣而已，有那麼嚴重嗎？」

事實上這對腸道來說非常嚴重。

小腸位處氧氣容易進入的環境，雖然包含可以在有氧狀態下生存的益菌，但這些菌大多是兼性厭氧菌，原本就不具備需要氧氣的性質（好氧）。所以，當氧氣增加後，棲息腸內的細菌也會改變。

而且，大腸一般處於無氧狀態，腸內菌全都是排斥氧氣的益菌（專性厭氧菌）。一旦有氧氣進入，原有的益菌就無法生存，反而讓需要有氧氣的好氧性害菌增加。「大腸桿菌」就是其中的代表。**會引發食物中毒的病原菌大多是好氧的害菌，在腸內氧氣增加時很容易增殖**。

小腸和大腸都一樣，**若是害菌增加、益菌減少，就會失去以往由益菌帶來的好處**。例如短鏈脂肪酸就是透過益菌的作用才能生成，隨著害菌的增加，能生成的短鏈脂肪酸當然就會減少了。

短鏈脂肪酸可以保持腸內的弱酸性、有防止害菌繁殖的作用，是支持腸道活動的能量來源。腸漏的其中一個原因是腸道能量不足，但因爲腸漏會使益菌減少，於是做爲能量來源的短鏈脂肪酸就變得更少，進而導致腸漏更加惡化。

此外，短鏈脂肪酸還有控制免疫細胞功能的作用，但是腸漏造成腸內環境惡化後，這個作用就會失效，於是免疫細胞的過勞狀態因此加速，導致炎症惡化。

由此可見，以各種方式幫助我們維持良好腸內環境的短鏈脂肪酸數量若是減少，會對身體造成多麼大的影響啊。

「腸漏」引發的惡性循環

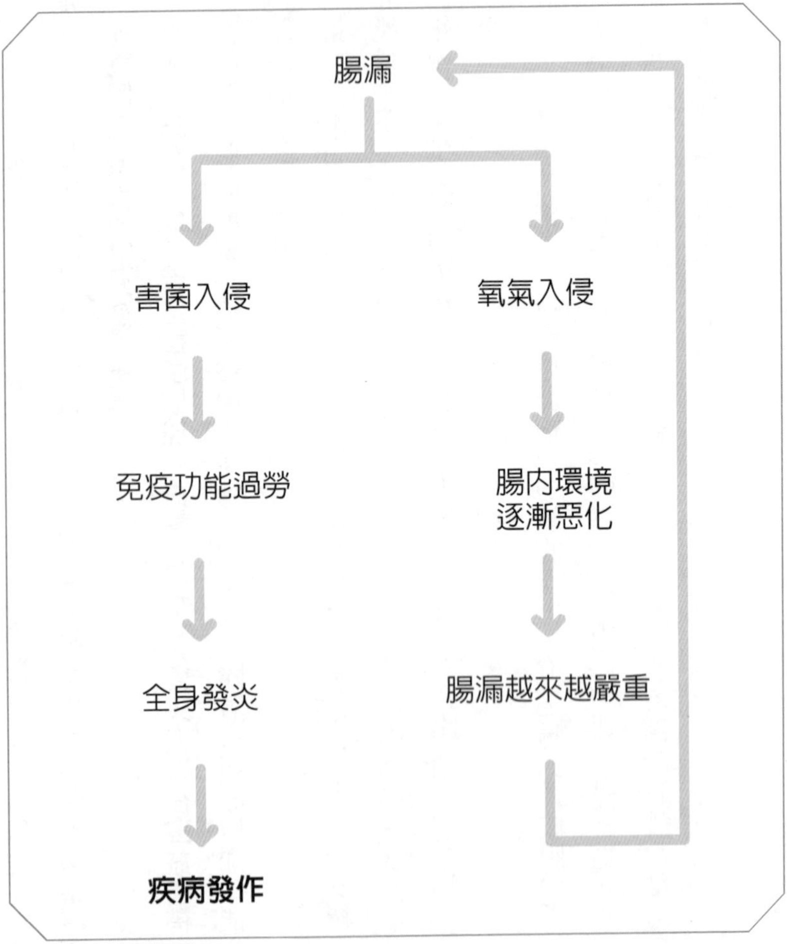
腸漏
害菌入侵
氧氣入侵
免疫功能過勞
腸內環境
逐漸惡化
全身發炎
腸漏越來越嚴重
疾病發作

2 腸漏的「四大原因」

是先腸漏，還是腸內環境先惡化？

腸漏導致氧氣進入腸道後，腸內環境就會惡化；但是，腸內環境惡化也會導致腸漏，讓氧氣進入腸道。我們很難確定究竟是先發生哪個現象，不過，引發腸漏的主要原因有下列四個：

①老化

②害菌增殖

③會生成短鏈脂肪酸的益菌缺乏養分

④腸道表面的黏液減少

後面就來分別了解一下各個原因。

★①老化

如果要詳細解釋老化的現象，就是隨著年齡的增長，大腦、神經、肌肉、骨骼、血管、內臟等身體所有器官的功能衰退，逐漸失去平衡。腸道也不例外，老化後功能會下降，也更容易發生腸漏。

此外，上了年紀之後容易便祕的其中一個原因，就是老化導致腸道的蠕動衰退。

★②害菌增殖

益菌和害菌偏好的環境各不相同。前面已經提到其中一個差異是「與氧氣的關聯」，另外還有一個是「耐酸性」的差異。

益菌會自行生成短鏈脂肪酸等酸性物質，所以多少能適應酸性環境；但害菌大多排斥酸性。

因此，如果腸內有較多益菌、會生成較多短鏈脂肪酸的話，就能保持弱酸性，可以抑制討厭酸性環境的害菌增殖。但是，當益菌減少、腸內環境無法保持酸性時，害菌就會增殖。

造成腸內菌叢失衡的主要原因雖然包含了老化，但也要注意飲食生活失調的問題。均衡的飲食能夠保持腸內菌平衡，讓48頁提到的「細菌接力賽」順利接棒、生成有益的短鏈脂肪酸。但反之亦然，**若腸內菌叢失衡，細菌就無法順利接棒，也不會製造出短鏈脂肪酸。**

★③會生成短鏈脂肪酸的益菌缺乏養分

生成短鏈脂肪酸的細菌接力賽，需要供給膳食纖維和寡糖做爲益菌的養分，以及短鏈脂肪酸的材料。均衡的飲食生活，對於供給益菌養分來說很重要。

★④腸道表面的黏液減少

腸道的外壁是最先接觸有害異物的部位，表面包覆著黏稠的「黏液素」。只要攝取充足的膳食纖維就不會有問題，但若是膳食纖維不足，**腸內菌就會開始啃食黏液素。**結果造成黏液減少，腸道外壁變得脆弱，於是引發腸漏。

很多人聽完這些後，都十分震驚。

「住在我體內的細菌因爲沒有膳食纖維可以吃，居然就跑去吃保護我們身體的成分！」

這就是前面談到的「細菌與人體共生」的實情。細菌活著並不是「爲了保護人體」，只是想要確保有養分可以攝取，所以它們並不會區分食品和黏液。

如果我們不好好供應養分，豈止益菌會減少，殘存的益菌還會把保護腸道的黏液當作養分來消耗，對我們的身體造成不良影響。

我們無法抵抗隨著時間一同推進的自然老化，但至少還能改善飲食生活，來避免「②害菌增殖」「③會生成短鏈脂肪酸的益菌缺乏養分」「④腸道表面的黏液減少」。

益菌保持在活性狀態，也能幫助增加更多益菌，所以飲食對腸道的影響難以估計。〈第3部〉會介紹有益腸道的飲食習慣，大家從現在就立刻開始改善腸內環境吧。

3 糖尿病、動脈硬化、癌症與腸漏

糖尿病是腸內菌叢造成的?!

腸漏和許多疾病有關，**不只是癌症、急性心肌梗塞、腦血管疾病這三大疾病，還要再加上高血壓、糖尿病、肝病、腎病、慢性胰臟炎，可能與這八大生活習慣病有密切關聯**。這一節要談的是容易引發後續各種疾病的糖尿病、動脈硬化，以及癌症。我們先來看糖尿病。

碳水化合物在消化後會變成葡萄糖，葡萄糖被腸道吸收後會進入血液裡，稱作「血糖」。爲了穩定代表血糖濃度的血糖值，胰臟會分泌胰島素。胰島素會作用於肌肉、脂肪組織和肝臟，促進糖的吸收。

當胰島素分泌量減少時，「胰島素抗性」就會升高，使得胰島素無法充分發揮作用，引起血糖值居高不下的疾病，這就是「第二型糖尿病」。

第二型糖尿病的成因和治療方法，都和胰臟分泌胰島素的細胞損壞所引發的第一型糖尿病大不相同，第二型好發於中老年人，原因包含年紀增長、飲食過量、肥胖、運動不足、壓力。

腸內菌叢對第二型糖尿病的直接影響，在二〇〇六年已經過美國華盛頓大學的研究團隊科學實證※1。

之後，也確定了益菌代謝出的短鏈脂肪酸，對於糖尿病病情的重要性。

此外，如前文所述，我們團隊讓肥胖的實驗鼠和吃高脂肪飼料而罹患第二型糖尿病鼠攝取益菌（布勞特氏菌），成功抑制了肥胖和糖尿病的症狀惡化，並且增加了腸內的短鏈脂肪酸。

瘦卻得糖尿病、胖卻不會得糖尿病的差異

第二型糖尿病不只關係到腸內菌叢和短鏈脂肪酸，其實也和**腸漏造成的免疫過勞**有關。

腸漏導致有害的異物在血液裡循環，引起肌肉、脂肪組織、肝臟發炎，就會造成胰島素無發充分作用（胰島素抗性），沒有發揮原本應當攝入血糖的功能，於是引發糖尿病。

第二型糖尿病的原因包含了肥胖，不過**瘦子發病的例子也不在少數，其中一個原因就是腸漏造成的免疫過勞**。

腸漏對「血管」造成的不良影響與腦梗塞、腦出血、心肌梗塞

動脈硬化就是字面上的意思，是指「動脈變硬」。失去彈性的血管變得脆弱而破裂出血，或是堵塞導致血液循環不良，才會引發嚴重的疾病。

動脈硬化會因年齡增長、肥胖、高脂血症、吸菸、運動不足等危險因素疊加而提高發病風險，其中影響最大的就是血液中的膽固醇。所謂的「壞膽固醇」（低密度脂蛋白）堆積在血管內，會在血管壁上形成隆起的「斑塊」。這個斑塊會使血管流量變少、血壓上升、血管硬化，進而引發血管問題。

「低密度脂蛋白」是形成細胞膜和荷爾蒙的材料，是血液裡的基本成分，一旦數量過多而氧化成為「壞膽固醇」後，通常會被在血液中巡邏的免疫細胞當作有害物質處理掉。因此，在健康狀態下，血液裡的壞膽固醇並不會造成問題。

但是，當腸漏導致有害異物在血液中循環、引起其他部位發炎的話，那就另當別論了。免疫細胞會疲於處理累積在血液裡的壞膽固醇，於是血管的斑塊增厚，對血管整體的影響更加惡化。這就是為什麼腸漏會加重動脈硬化的原因。

有肥胖、高脂血症等危險因素越多的人，腸漏的不良影響就越大。

全身各個動脈都可能會發生硬化，**特別可怕的是腦動脈和心臟的冠狀動脈，**

腦動脈硬化會引發腦梗塞或腦出血，心臟冠狀動脈硬化則會引發心肌梗塞。這些都是攸關生命的重大疾病。既然預防、改善腸漏就可能避免這些疾病，那麼費點心思去改善也沒有損失。

癌症與腸漏——腸漏會促進「基因複製錯誤」

我們人類的身體細胞會不斷分裂，新細胞和老細胞會持續汰舊換新。

如果這個複製的程序總是正確執行的話倒還無妨，但還是有一定的機率複製錯誤。不過，複製錯誤並不會馬上導致癌症。突變的細胞大多無法獨立生存，最後自然消滅，或是被免疫細胞視爲有害異物而排除掉。

然而，**有時候突變的細胞不會消滅，而是異常增殖，這些異常增殖的細胞就是癌細胞**。

癌症常見的發病模式有：

①發炎導致癌細胞生成

②癌細胞抑制了免疫細胞的作用

這些都可能與腸內環境有關。

第一種是腸漏造成的發炎引起癌症。發炎後免疫細胞會產生活氧。活氧是針對病原體，藉由破壞基因來作用於生理防衛機制的物質，但它不只是會攻擊病原體，也會損害我們細胞裡的基因。

因此，基因就很容易複製錯誤，導致癌細胞生成。

這就是①的發炎導致癌細胞生成的模式。

癌細胞vs.免疫細胞——決定勝負的關鍵是什麼？

②的癌細胞抑制免疫細胞作用的模式，並非全然與腸道無關。它的關聯**不在於腸漏，而是與腸內菌的間接關係**。

癌細胞裡包含抑制免疫細胞作用的物質。京都大學的本庶佑教授團隊在二〇一八年榮獲諾貝爾生理學醫學獎的研究「免疫檢查點抑制劑」，目的就是要抑制「癌細胞抑制免疫細胞的作用」、促進免疫功能。

近幾年來，發現有一種腸內菌可以幫助免疫檢查點抑制劑的效果。在二〇一八年，多個研究團隊的報告指出，使用免疫檢查點抑制劑後獲得藥效的人，腸內都有共同的細菌，而且腸內菌叢具有豐富的多樣性※2。

這些結果，可以說是**凸顯了針對免疫細胞的癌症療法與腸內菌叢有關，以及調整腸內菌可能具有提高癌症治療的效果**。今後，這個研究領域肯定會成爲萬眾矚目的焦點。

4 肌膚粗糙和老化，以及與腸道的關係

腸道對肌膚有很大的影響

腸道造成的影響最容易顯現在「肌膚」的狀態。正如同很多人都感覺得出「膚況會洩露年紀」一樣，因腸漏而流入血液裡的有害異物進入皮膚細胞所引起的發炎，就是肌膚粗糙的一個原因。

除此之外，紫外線等外界造成的傷害也會累積在細胞裡，引起肌膚粗糙。

各位男性讀者是不是在想「還好我是男的，肌膚粗糙與我無關」？那可不行，這個觀念從各方面來說都已經落伍了。

免疫與肌膚老化的關聯

為肌膚消炎、修整受到紫外線傷害的細胞，都是屬於免疫細胞的工作。

但是當免疫細胞因為腸漏而處於過度勞動的狀態時，會怎麼樣呢？

免疫細胞對攻擊對象的區分會變得鬆懈，**影響到原本不需要排除的健康細胞**，結果**在肌膚生成斑點或皺紋**。

實際上，有很多案例都是免疫過度作用而引起肌膚老化（關於免疫過度作用造成的大問題，會在〈第5章〉說明）。

當你照鏡子時覺得「皺紋突然變深了」，很有可能就是免疫細胞處於過勞狀態。

過勞狀態換言之，就是「過度活化的狀態」。大家聽到活化可能會以為是好現象，但免疫細胞是在有害異物入侵時才會活化。免疫細胞與有害物質會在身體的某一個部位（大部分是全身）對戰。

此外再加上新來的排斥目標，免疫細胞就會過度活化、用力過度，通常會連不需要排斥的細胞也一併連帶攻擊。

皮膚細胞在接觸紫外線而受損後，會有免疫細胞幫忙排除。一般狀況下不會過度活化，也不會危害到正常的細胞。但是在腸漏引起發炎的異常狀態下，免疫細胞會同時攻擊正常的細胞，結果使肌膚的紫外線耐受力越來越弱，導致膚況失調。

這種現象不僅限於皮膚，任何器官都會發生。總之，**腸漏引起的發炎會造成容易發病的體質**。

健寶庫 4

牙周病會讓未經腸道的害菌入侵，即刻治療很重要

各位會定期檢查牙齒嗎？應該有不少人會說「我很忙、沒空去」吧？這種人就要當心了。三十歲以上每三人就有兩人的「牙齦」有問題※3。這裡就來談談最常見的牙齦問題「牙周病」和腸道的關係。

或許會有人想問：「腸道專家怎麼會談牙周病？」

但是在注重腸道健康方面，千萬不能忽略牙周病。若是忽略牙周病，不論花再多心思保護腸道健康，也是事倍功半。牙周病與全身的疾病都有密切的關聯。

牙周病原本是由「牙周病細菌」所引起。牙周病細菌會入侵牙齒與牙齦之間的牙周囊袋，從牙肉的血管循環至全身。

一般來說，隨著飲食一同進入腸道的細菌，會被免疫的防衛機能排除，無法

入侵體內，但牙周病菌是從牙肉直接進入體內。也就是「腸漏」的現象發生在口腔裡。

和腸漏一樣，牙周病菌會散布在體內各個部位，成為糖尿病、動脈硬化、心肌梗塞、腦梗塞等疾病的原因，或是導致疾病惡化。

每天刷牙除了使用牙刷以外，也要活用牙線和牙間刷，以保持口腔健康。特定非營利活動法人日本牙周病學會指出，「最重要的不是使用哪一種潔牙劑，而是細心刷去會引起發炎的牙菌斑，減少殘留」※4。

在預防腸漏的同時，不妨也一起預防牙周病吧。

第5章
免疫（腸）vs.新冠病毒及過敏

1 傳染病避免重症的關鍵在腸道?!

疫情中不易感染的人、發病後只是輕症的人

新冠病毒大幅改變了我們的生活，但是至少在「發病」和「重症」這兩點上，**病毒造成的影響並不是「人人皆同」**。

在發生聚集性疫情的群體當中，依然有人未受感染，或是感染後只有輕症。

明明身處於同一種環境、接觸到相同的病原菌，爲什麼有人就是不會感染？或者是在感染後，爲什麼有人幾乎沒有症狀，有人卻是重症呢？爲什麼重症的風險會有年齡差異呢？

電視上的知識性節目中，都將這種情形概括爲「免疫力的問題」，那我們就在這裡詳細探討免疫力的問題。只要細心觀察，就**會發現「我們應當且可以做什麼來調整免疫狀態」**。

腸道會持續「學習」

前面已經多次談過腸道與免疫、腸內菌與免疫的關係。腸道的免疫作用正常，就意味著控制腸道免疫作用的腸內菌功能也很正常。腸道聚集了全身一半以上的免疫細胞，負責巡視主要透過飲食入侵的異物。

前面都是概括性地談論「免疫細胞」，但若要更詳細解釋的話，免疫系統又分爲「先天免疫」和「後天免疫」這兩種。

先天免疫系統會在病毒、病原菌、灰塵、過敏原等有害異物試圖入侵體內時率先反應，不論異物的種類，一律排除。這是對異物的第一道防守牆，目的是阻止異物入侵。

免疫細胞當中，巨噬細胞、嗜中性球、自然殺手細胞（NK）都會發揮先天免疫系統的主要功用。

另一方面，後天免疫是運用免疫「記憶」能力的系統。免疫細胞會記住過去曾入侵過的異物，等相同的異物再次入侵時，就會快速猛烈地發動攻擊。後天免疫是對異物的第二道防守牆，在先天免疫破防時發揮作用。

免疫細胞當中，T細胞和B細胞會發揮後天免疫的主要功用。

前面提過，腸道是「體內的入口」，聚集了全身一半以上的免疫細胞，但是免疫細胞在腸道的作用方式，卻跟其他部位不太一樣。免疫細胞在其他部位是不管不顧異物的種類，一律排拒在外，但是**腸道的免疫細胞並不會這樣無差別地攻擊所有異物**。

因爲，營養和益菌這些雖然是異物，卻也是必須吸收或共存的有益物質，加以利用這些異物，也是腸道免疫細胞的另一項重要工作。

不攻擊有益物質，反而還包容並利用，攻擊目標僅限於只有害處的異物（免疫耐受）。**能做到這種精準的異物區分，就是腸道免疫細胞的特色**。

腸道是免疫的「教育機構」

流感病毒和新冠病毒的疫苗，運用的都是後天免疫系統的「記憶力」。用疫苗的形式將病原體的一部分植入體內，我們就不容易感染擁有這一部分的病原體，或是感染後症狀也很輕微。這是因爲**後天免疫系統記住了疫苗裡包含的病原體部分資訊，學會在真正的病原體入侵時，迅猛地發動攻擊**。

腸道爲了教育後天免疫系統，也特地建立了稍微允許病原體入侵、讓免疫細胞學習的機制。畢竟腸道必須先區分異物是敵是我，如果是敵人，還需要掌握對方的身分，否則就無法因應。因此，**腸道也是個兼具免疫細胞學校功能的臟器**。

後天免疫細胞在學習敵人的資訊後增加得越多，防禦能力就越高。受到教育的後天免疫細胞不會一直留在腸內，也會循環到全身、在其他部位發揮作用。**〈第1章〉已談過腸內菌的多樣性有多麼重要，免疫細胞也是一樣，關鍵就在於多樣性**。

免疫細胞與腸內菌

透過老鼠實驗已經證明，腸內免疫細胞所接受的「教育」，會藉由腸內菌的刺激而活化。

沒有腸內菌的老鼠，幾乎只有原始的免疫功能；但只要讓那隻老鼠攝入腸內菌，免疫功能就會活化。

除此之外，實驗結果也顯示人類腸內菌的差異，會影響到疫苗的效果。這就意味著，**腸內菌對於免疫的活化有非常重要的影響**。

我們團隊的研究，也釐清了腸內菌活化免疫細胞的機制。舉例來說，腸內菌大多存在於糞便裡，但在腸道的免疫細胞學校「派亞氏淋巴叢」裡，發現了一種叫作「產鹼菌」（*Alcaligenes*）的細菌。

當細菌入侵時，免疫細胞通常會動手排除，但神奇的是，唯獨不會排除產鹼菌。研究發現這個機制的重點，在於細菌裡的一種成分「脂質A」擁有特殊的構造。產鹼菌裡的脂質A可以適度活化免疫細胞，並不會引發害自己遭到排除的過剩免疫反應，可以在我們的體內共生※1。

現在我們正在嘗試運用產鹼菌的脂質A，研發成增強疫苗免疫強度的佐劑。

而且不只是菌體的成分，細菌分泌的「膜囊泡」和「外排體」（兩者皆爲囊泡的同類）也具有免疫活性。

例如由關西大學的片倉啓雄教授和山崎思乃副教授帶領的團隊，就透過動物實驗證明從植物中提出的清酒乳酸菌（*Latilactobacillus sakei*）所產生的膜囊泡裡，具有可以活化腸道免疫功能的作用※2。

已證實腸內菌能活化「防止食物中毒和癌症的免疫細胞」

最新研究發現，特定的免疫細胞可以抵抗特定的疾病，而且特定的腸內菌可以活化該免疫細胞。

由慶應義塾大學本田賢也教授率領的研究團隊，在健康人士的糞便中鎖定了可以活化CD8T免疫細胞的十一種腸內菌（十一菌株）。這十一種菌株大致可以分爲兩類，分別是擬桿菌目（*Bacteroidales*）的七種菌株，和其他四種菌株。

將這十一種菌攝入老鼠體內後，確定可以提高對於飲食中毒病原菌的抵抗力，以及對癌細胞的抗癌免疫反應※3。

這十一種菌株是罕見的細菌，對照已公開的總體基因體分析數據，有這十一株細菌的健康人士非常少。雖然沒有這些菌很可惜，但換句話說，**只要研究腸內菌，就有望推動研發傳染病和癌症的預防、治療方法**。

像新冠病毒這種全球性的大流行，今後仍有可能會發生在人類社會裡，不過透過這種研究，未來也很有可能避免類似這次疫情所帶來的憾事。

2「過強的免疫力」對人體造成的不良影響

免疫要的不是「提高」，而是「調整」

媒體在談論免疫時，經常出現以下說法：

- 提高免疫功能
- 提升免疫力

這樣說**會讓人以為免疫力越高越好，但實則不然**。

前面提過，腸道的免疫功能較爲特殊，會區分異物是有益或有害，攻擊並排除有害的病原體，遇到有益的營養或腸內菌時，就會控制自己的排除作用，轉而加以利用。

然而，這個**抑制用的免疫系統卻可能失誤、產生異常反應**，也就是過敏。舉例來說，免疫系統通常不會對花粉產生過度反應，但是因功能失常而產生反應的話，就會罹患花粉症。食物過敏也是同理，免疫系統遇到過敏原食品（蛋、牛奶、小麥、堅果、海鮮所含的蛋白質）發生失誤，因過度反應而引起。

過度反應是起因於**免疫系統的抑制和攻擊失衡，換句話說，是「因為免疫力對於過敏原物質來說太高」**。所以，保持平衡、避免過度反應才是防止過敏的關鍵。

活化或抑制其中一方的能力較強也會造成失衡，所以我們要做的不只是提高免疫力，**「調整」也十分重要**。

新冠病毒——造成重症的最大原因「免疫失控」

各位知道新冠病毒的重症有好幾種模式，其中一種是「免疫力過高」，也就是與免疫失控有密切的關聯嗎？

新冠病毒發病後會造成致命性的呼吸衰竭，原因就在於病毒感染所引起的免疫失控狀態「細胞因子風暴」。細胞因子是細胞分泌出的蛋白質，在病毒入侵體內時會增加，刺激周圍的免疫細胞、促使它們發動攻擊。

免疫因爲某些原因而失控，細胞因子無止盡地增殖，於是就像過度擴大的風暴一樣，連正常的細胞都攻擊。

感染新冠病毒的肺裡，免疫力在病毒消失後也依然持續活化免疫細胞，細胞因子風暴造成免疫失控，才會接連出現肺細胞受損後呼吸衰竭的案例。**體內的機制為了對付新冠病毒，卻反而攻擊到自己，原因就在於免疫失控**。

免疫系統會針對什麼、發揮多少程度的作用，這一點很重要，**過於疏忽和過度作用都不好**。

從免疫學的觀點來看，對病原體的反應力保持在一定程度以上，又不會對有益的異物、自身和環境因子產生過度反應，才是最理想的狀態。

新冠病毒與腸內菌的關係

各國的研究團隊，都提出了很多關於新冠病毒和腸內菌關係的報告，例如在疫情爆發初期的二〇二〇年二月到八月，東京大學團隊針對感染新冠病毒的二十二名病患進行研究，發現確診者與健康人士相比，出現普拉梭菌（*Faecalibacterium*）減少等腸內菌叢的變化，而且血液裡與重症有關的炎症性細胞激素增加※4。

這項研究僅指出其中的關聯，並未釐清因果關係，但普拉梭菌是代表性的酪酸產生菌（注：存在於大腸內可以製造出酪酸的天然菌總稱，簡稱為酪酸菌），生成的酪酸可以引導有消炎作用的調節T細胞（抑制T細胞），所以普拉梭菌減少、炎症性細胞激素增加是符合推論的結果。

而在二〇二二年十月，東京醫科大學研究團隊的報告指出，感染新冠病毒的重症患者體內有很多來自口腔的細菌，酪酸產生菌的數量卻很少，糞便裡的短鏈脂肪酸也很少，而且在胺基酸和神經傳導物質方面也有差異※5。

這項研究顯示出腸內菌叢的差異，所造成的短鏈脂肪酸和胺基酸的代謝物質、神經傳導物質的差異，可能就是感染新冠病毒後伴隨而來的過度免疫反應的抑制因子。

這些資訊都是研究新冠病毒確診者後得出的結果，不過在其他病毒的感染病例上，也能觀察到細胞因子風暴的免疫失控反應。**腸內菌叢的狀態在其他傳染病裡，或許也是判斷患者重症化風險的一個指標。**

3 過敏的原因在腸道？

「衛生假說」——過敏增加與腸內菌

或許很多人都聽說過，有花粉症等過敏的人越來越多了。根據厚生勞動省和環境省官網引用、由全國耳鼻喉科醫師進行的過敏性鼻炎（花粉症與全年過敏性鼻炎）實情調查結果※6，的確有這種傾向。

一九九八年過敏性鼻炎的盛行率是二九．八％，二〇〇八年升為三九．四％，二〇一九年上升到四九．二％。每十年就增加一〇％，**如今每兩人就有一人患有過敏性鼻炎**。

就算只看花粉症的盛行率，從一九九八年的一九．六％，到二〇〇八年的二九・八%,二〇一九年上升到四二・五%,**在二十年內翻倍**增長。

過敏性疾病增加的原因,最常提到的說法就是「現代生活接觸微生物的機會較少」。這就稱作「衛生假說」,主張「平時接觸各種微生物、受到刺激,免疫功能才會更發達,不容易過敏」※7。

以杉樹造成的花粉症爲例,如果是住在有杉林的山區,照理說應該更容易罹患花粉症,但實際上卻是都市居民發病的人數較多。其中一個原因就是山區居民會飼養家畜,其糞便風乾後會散布在空氣中,可能被人吸入體內。這個氣體裡含有微生物的殘骸,接觸這種「異物」的機會越多,免疫力就訓練得越強,因此越不容易過敏。

根據這個說法,也有人開始擔心在新冠疫情期間過著隨時隨地消毒、避免接觸病菌的生活,「以後過敏的人會不會更多?」

大眾對於衛生假說的看法很兩極,不過從腸道的觀點來看,「有害病原體存在的髒亂環境當然不在討論範圍內。但是,在徹底消毒的無菌環境下,免疫功能確實不易發達」。

我們的腸內有一百兆個腸內菌，既然要與數量龐大的細菌共生，能夠適度接觸多種細菌的環境才算是自然。

現在最有力的論調，是從衛生假說發展出的「腸內菌叢假說」。腸內菌叢假說**主張腸內菌的多樣性，對我們的免疫發展和控制具有重要功用**。反之，失衡的腸內菌稱作**「微生態失調」**，不僅會引發過敏，還可能會導致各種疾病發生※8。

調整腸內環境有助於對付過敏

前面提到「免疫最重要的是抑制和攻擊的平衡」。**免疫系統保持平衡、正常作用，就代表控制免疫作用的腸內菌也正常作用**。

例如會製造出益菌的短鏈脂肪酸酪酸，具有抑制免疫系統對異物過度反應的作用。更正確地來說，它會引導調節T細胞這種免疫細胞裡可抑制過剩反應的細胞，防止免疫系統過度作用。

反之亦然，如果免疫作用不佳，很有可能代表腸內菌功能失常。建議重新評估飲食生活，使益菌可以活化並增殖。

能抑制過敏症狀的後生元

益菌的代謝產生物後生元和過敏的關係，在最近幾年已經逐漸釐清。例如「αKetoA」就是一種後生元，我們經由動物實驗證明它具有抑制過敏性皮膚炎症狀的作用※9。

這項研究是針對廣受矚目的健康好油亞麻仁油和紫蘇油，調查這些油脂富含的ω－3脂肪酸對免疫系統的作用。ω－3脂肪酸是人體內無法自行合成的必需脂肪酸，其中比較有名的是α－亞麻酸、DHA、EPA這三種。應該很多人都知道這些脂肪酸也可以製成保健食品，ω－3脂肪酸具有預防生活習慣病、改善血液循環和認知功能等許多健康功效。

屬於ω－3脂肪酸的α－亞麻酸在經過腸內菌代謝後，會生成αKetoA。透過小老鼠和食蟹獼猴的實驗，已證實αKetoA會作用於免疫細胞裡的巨噬細胞，可抑制過敏性皮膚炎。

而且，**αKetoA抑制巨噬細胞活化的同時，也會抑制第二型糖尿病的病情。**

人類的糞便中也檢驗出了αKetoA。雖然狀況因人而異，不過只要多攝取ω－3脂肪酸，就能增加αKetoA的產量。今後會繼續研究它對人類的效果。

健寶庫 5

「死菌」會成為益菌的養分

各位應該都在優格或乳酸菌飲料的廣告裡，看過「讓活菌成功抵達腸道」之類的標語。

其實，絕大多數的細菌都不耐胃酸，就算口服攝取也無法到達腸道。前面提到的商品就是根據這種性質，篩選出優秀的菌種並使用特殊工法，「讓活菌成功抵達腸道」。因為產品下了這些工夫，「讓活菌成功抵達腸道」才能當作廣告賣點。

雖然細菌會因為過熱和胃酸而死亡，但死掉的細菌並不會「浪費掉」。死菌也可以刺激免疫功能，也能成為其他腸內益菌的養分、有助於生成短鏈脂肪酸。儘管它無法持續製造出活菌這類有用的物質、活化同類細菌並幫助增殖，但仍有存在的價值。

第 6 章

腸腦軸——腸道會影響大腦到什麼程度？

1 心理與腸內菌的意外關係

從「失智症和憂鬱症患者的腸內環境失調」知道的事實

「腸腦軸」——主張腸道和大腦會互相密切影響，大腦的變化會造成腸道變化、腸道的變化也會造成大腦變化的概念——是現在備受矚目的議題，世界各國都在研究。

雖然腸腦軸還有許多尚未釐清的部分，不過在〈第1章〉已提過，很多研究結果都指出腸內菌和失智症的關聯。例如在比較失智症患者和正常人的腸內菌後，發現各有不同的特徵，這可能與飲食型態有關，而腸內菌生成的乳酸具有降低失智症風險的作用。

此外，研究也指出有失智症和前期階段輕度認知障礙的人，腸內菌也有明顯的變化，所以在罹患失智症以前，可能是腸內菌產生變化，進而影響到失智症發病※1。

同一項研究也針對憂鬱症、思覺失調症這些精神疾病做了調查。

關於憂鬱症患者的腸內菌叢，二〇一六年國立精神．神經醫療研究中心的相澤惠美子等人組成的研究團隊提出報告，指出**憂鬱症患者的腸內與健康人士相比，雙歧桿菌和乳酸菌都偏少**※2。

研究中比較了四十三名憂鬱症患者和五十七名非患者的腸內菌，結果指出憂鬱症患者腸內的雙歧桿菌和乳酸菌都確實偏少。這個結果暗示了益菌若是偏少，罹患憂鬱症的風險就會偏高。

從這類研究可以看出，大腦功能或精神狀況可能與腸內環境有某種關係；但另一方面，生病後容易食欲不振或出現偏食傾向，所以也可能是這些現象造成這種特殊的腸內菌叢。是生病後腸內菌叢改變，還是腸內菌叢改變後才生病，要釐清這一點並不容易。

然而，**不確定因果關係並不代表研究沒有意義、不能有任何推論**。我們還是可以猜測「雖然不知道先後順序，但是改變腸內菌叢或許可以改善病情」。基於這種可能性，國內外都在嘗試用飲食療法或糞便移植法，來治療憂鬱症或自閉症。放眼這些研究，在未來是有可能找到眞正有效的治療方法的。

穩定的心理狀態與腸內菌

大腦和腸道的關係，還有很多尚未釐清的因果和機制，但透過小老鼠實驗，可以發現**腸內菌會影響心理的穩定程度**。

瑞典和新加坡的研究團隊，觀察了沒有腸內菌的無菌老鼠，和有腸內菌的老鼠的成長狀況。結果發現，無菌老鼠長大後變得有攻擊性，會做出危險的行爲※3。

而且，該團隊還做了另一項實驗，將不同的無菌老鼠，在不同的發育階段餵食腸內菌。在發育初期得到腸內菌的老鼠，行爲模式與原本就帶菌的老鼠相同。

但是在發育到成熟期後才獲得腸內菌的老鼠，行爲模式則是和無菌老鼠一樣，都具有強烈的功擊性。因此，研究團隊的結論是**腸內菌會影響到大腦的初期發育**。

雖然人類未必會發生一樣的現象，不過「腸內菌會改變生物的行爲模式」卻是個非常有趣的研究結果。

2 腸内的「神經」網路

腸神經系統——什麼是「腸内的神經網路」？

很多人聽到「神經網路」一詞，應該會聯想到大腦。大腦的確是神經網路的集合體，所以我們才能進行複雜的思考。

其實，**腸道也有神經網路**。腸道裡聚集了數量僅次於大腦的神經細胞，組成了網狀的神經「腸道神經叢」。這個神經叢**能夠引發與自律性的消化、吸收、排泄有關的腸道蠕動，或是調節消化液等分泌物的量**。

我們會因爲極度緊張而肚子痛或腹瀉。在感到緊張等壓力時會拉肚子，其中一個原因就是壓力造成的憂慮或緊張傳達至腸道，過度促進腸道蠕動。

另外，腸道的神經細胞會控制吸收腸內的水分、鈉等電解質，不過當壓力導致功能失常時，過多的水和電解質也是造成腹瀉的一個因素。

連結腸與腦的神經網路

腸內神經網路的資訊並不會停留在腸內。自律神經系統、荷爾蒙和細胞分泌出的物質（細胞激素），也會將資訊傳遞到大腦。

這就構成了大腦和腸道互相影響的「腸腦軸」基礎，例如腸內菌叢失調、腸道免疫功能下降等問題，這些異常傳遞到大腦後，就會顯現成爲焦慮等精神症狀。

腸道能夠製造「幸福荷爾蒙」

我們在〈第1章〉談過，有舒壓作用的神經傳導物質GABA不只是由腦內製造，其實也會由腸內製造。GABA也是會生成益菌的一種後生元。

和GABA一樣有穩定身心作用的血清素，其實大部分都**不是在腦内製造，而是腸内製造**。

血清素又有「幸福荷爾蒙」之稱，應該很多人都聽說過這個別名吧？血清素是運用從飲食中攝取的色胺酸才能生成的神經傳導物質。

報告指出，在腸內生成的血清素除了會刺激腸道、促進蠕動以外，還有可能降低大腸桿菌等害菌的毒性。

血清素會從早晨分泌到傍晚，傍晚到隔日清晨則是會生成以血清素爲原料的褪黑素。褪黑素又稱作「睡眠荷爾蒙」，與入睡的狀態好壞有關。

若是血清素分泌量減少，褪黑素也會跟著減少，造成晝夜節律（生理時鐘）失調。

爲了避免這種狀況，其中一個方法就是**多攝取富含色胺酸的大豆、蛋、奶製品**。而腸道內側的黏膜上有分泌血清素的細胞，由後生元的短鏈脂肪酸負責促進分泌。所以，如果要讓益菌生成大量短鏈脂肪酸，**注重攝取益菌愛吃的膳食纖維和寡糖**也是一大重點。

改善自律神經，就能改善腸道功能

我們體內有無數神經，而自律神經會自律地控制內臟、血壓、呼吸、體溫、體液（唾液、汗、淚）分泌等身體機能。只要腸內也會分泌的褪黑素妥善調整晝夜節律，自律神經就會正常運作。

而且，規律的自律神經也能改善腸道作用。因爲專門控制腸道蠕動的就是自律神經。

自律神經分爲交感神經和副交感神經兩種。或許已經有人知道了，簡單來說，交感神經會在白天活動時、感到緊張或壓力時處於優位。

反之，副交感神經則是在傍晚以後的夜間、睡眠期間等放鬆的時候處於優位。最理想的狀態是這兩種神經像蹺蹺板一樣，會交互處於優位，調整晝夜節律的同時，讓身心也更容易保持平衡。此外，便祕者的自律神經切換功能大多不太靈活。

3 從腸道改善難以直接影響的大腦

建議把腸道當作「第一步」的理由

這一章主要談了腸道與大腦的關聯和今後的可能性。但其中仍有許多未解之謎，所以還不能斷定「只要改變腸道，就能改變大腦」。

追根究柢，大腦會深受什麼影響，透過什麼途徑、用什麼方式可以讓大腦更健康，這些都還在研究當中。實際上也很難判斷號稱「可預防大腦老化」的訓練和食品的功效。

不過，**人人都可以簡單影響腸道，接近腸道確實比接近大腦容易多了**。

因爲，更換攝取的食物正是從腸道接近大腦最有效的方法。

首先要多多攝取大豆、蛋、奶製品，這些都富含可製造血清素和褪黑素的色胺酸。然後再注意有意識地攝取益菌愛吃的膳食纖維和寡糖，益菌才能生成大量的短鏈脂肪酸。

沒錯，**腸道就是人「想要健康、保持健康」「想預防老化」時可以優先改善，而且可以預期效果的臟器。**

健寶庫 6

「幸福荷爾蒙」血清素和免疫一樣不能「太多」

〈第5章〉提到，免疫不需要提高，最重要的是「調整」。免疫力太高會引發功能失誤，讓人對不需要反應的食品成分過度反應，結果導致過敏。

同理，在腸道大量製造的「幸福荷爾蒙」血清素，若是分泌過剩也會出問題。不過，血清素具有促進腸道蠕動的作用，分泌過多可能會造成腹瀉；反之，分泌過少則會造成便祕。

所以，血清素不多不少才是好，凡事最好都要「適可而止」。

第 3 部

實踐——最大限度發揮腸道與腸內菌作用的三大策略

第 7 章

藉飲食就能打造最佳腸內環境

1 攝取×增加×正向驅動好菌

食物會改變細菌→改變腸道→改變身體狀況和體質

本書前面已經談過腸道與腸內菌的可能性，以及它們與健康的各種關聯。當然，這背後也是希望各位能夠了解腸道與腸內菌世界的有趣之處，我強烈希望大家都能在每天的生活中，發揮腸道與腸內菌的性質。

只要改變吃進嘴裡的食物，腸內菌就會改變，接著身體狀況會改變，體質也會改變。因此，不僅是關心自己身體狀況和體質的人，就算只是籠統地想要「維持健康」或是「長壽」，只要活用接下來介紹的三大策略，並加以實踐，肯定就能體會到身體的變化。

這裡會提出三個打造最佳腸內環境的策略建議。具體來說，就是**「攝取好菌」「增加好菌（＝餵它吃它愛吃的養分）」「用心搭配食物來正向驅動細菌（＝促進產生後生元）」**，這是改變腸內菌的三個方法。

我們就來依序復習前面談過的觀念，同時加入解說實踐性的資訊。請大家一定要先從自己能力可及的範圍開始實踐。

2 策略1：攝取好菌

「發酵食品」是好菌的寶庫

改變腸內環境主要有兩個方法，「讓現有的細菌充分作用（活化細菌）」，或是「補充攝取腸內沒有的細菌」。我們將活化細菌排在「策略2」，先來看「攝取好菌」的方法。

攝取好菌的方法非常簡單，那就是**盡量吃**富含好菌＝益菌的雙歧桿菌、乳酸菌、糖化菌、醋酸菌、酪酸菌的**優格和納豆等發酵食品**。

雖然這裡舉了優格和納豆當作發酵食品的代表，不過世界各地還有很多種發酵食品。像是甜酒、米糠醬菜、泡菜、乳酪、鯷魚（讓鹽醃沙丁魚發酵後浸漬在油裡的義大利保存食品）、德式酸菜（高麗菜發酵製成的德國醃菜）、天貝（隨著「植物肉」走紅而聞名的印尼大豆發酵食品）等，味噌、醬油、醋、豆瓣醬、魚露等調味料也都是發酵製成的食品。

此外，很多知名的珍饈也都使用發酵的手法製作，例如沖繩的「豆腐糕」、用魚和米等澱粉一起發酵製成的「熟鮓」、臺灣的「臭豆腐」都很有名。

這個**「發酵」的技術**，或許**對人類來說是和「火」並列的一大發明**。當我投入腸道研究以後，就漸漸開始這麼想了。

發酵技術進步的原因不少。第一，可以長期保存打獵或採收取得的食物；第二，發酵可以增加益菌；第三，發酵可以讓人透過飲食攝取細菌生成的有益物質，提高營養價值和機能。還有最重要的是，發酵可以增添風味，也就是讓食物變得更可口。如果我們覺得發酵食品不好吃，那它就不可能扎根在人們的生活中如此長久。

我們和腸內菌共生的背景，似乎也和發酵帶來的各種好處有關。

細菌的作用方式會因吃法和選擇法而改變

日本人自古以來就會吃很多發酵食品。我們研究所的目標是解開發酵食品的未知力量，調查發酵食品內所含的細菌和有益物質。雖然研究才剛開始，但得到的結果已經令我們吃驚連連。

以納豆來說，超市裡都會賣各式各樣的納豆，味道因種類而異，製造出納豆菌有益物質的能力也因種類而大不相同。

發酵食品並沒有非得要選哪一種才好，不過還是有「歷史悠久的傳統食品，有益身體的成分通常比較多」的傾向。

此外，發酵食品搭配其他食材，就有可能促進有益物質生成，但是搭配的時機也很重要。

例如「醋」是酸性，所以會妨礙生成物質的酵素作用，因此在烹調時太早加醋，負責生成優良代謝物的酵素就無法發揮作用，導致生成的代謝物減少。

反過來看，因為醋會抑制分解酵素的作用，所以在好的代謝物生成以後再加

常見的發酵食品

- 納豆
- 優格
- 甜酒
- 米糠醬菜
- 泡菜
- 乳酪
- 鯷魚
- 天貝
- 豆腐糕
- 熟鮓
- 臭豆腐
- 味噌、醬油、 醋、
豆瓣醬、魚露等調味料
- 德式酸菜

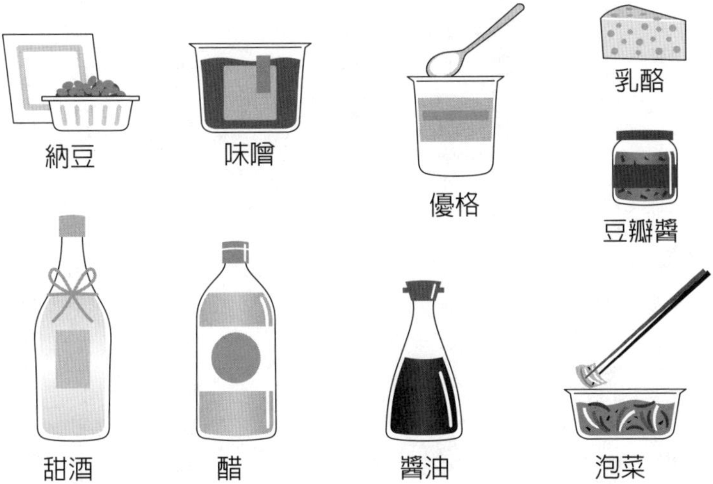

醋調味會比較好。

搭配的時機會因代謝物而不同，無法一概而論，不過即使菜餚的外觀幾乎相同，加醋等調味料的「時間」卻會改變攝入體內的成分，這不是很有意思嗎？

現在，我們也正在料理研究家和高中家政科學生的協助下，投入研發能有效活用發酵食品的烹調方法。

為什麼「持續攝取」優格和納豆很重要

透過食品和保健食品攝取的細菌大多是**「通過菌」，基本上並不會定居在腸內。它們只會在腸內停留三天，最長也就兩個星期左右。**

或許很多人會驚訝：「只是通過體內而已？」當然，在通過的時候並不是毫無作用。它們會將膳食纖維分解成糖，糖會生成短鏈脂肪酸，還會幫助常在的自有腸內菌、增加益菌，抑制害菌繁殖，具有各式各樣的作用。它們在通過的時候，會表現得像個「幫手」一樣，可以改善腸內環境。

其中或許也有生命力超群的細菌不會直接通過體內，而是定居下來。和常在菌越相似的細菌，越容易留在體內。細菌是否容易停留，要視每個人的腸內環境而定，不過常在菌也不會輕易把空間讓出來。環境越舒適的腸內，對新來的細菌來說可能越嚴峻。

攝取細菌的目的不是要讓它定居在腸內，而是對常在的益菌造成良性刺激，逐漸改善腸道環境。也就是說，**並不是「好菌只要攝取一次就夠了」，關鍵在於要習慣性持續攝取好菌。**

越珍貴、期待發揮功效的菌，都要當「甜點」來攝取

有些人早餐只吃優格，或是中午沒時間吃飯、只喝一瓶優酪乳當午餐。這樣的確很方便，但是這麼吃就太可惜了。

發酵食品**建議當作飯後甜點或零食**。因爲，得來不易的細菌會被空腹時大量分泌的胃酸殺死，通常無法活著進入腸道。

尤其在早晨會分泌較多胃酸；早餐習慣吃發酵食品的人，最好先吃點蔬菜、水果、水煮蛋以後，再吃發酵食品。

關於這一點，建議選擇可以當作甜點的優格，**在晚上睡前攝取**尤佳。睡眠時副交感神經會優先運作，這個時段的腸道活動會變得活潑。在這個時候攝取好菌，比較容易爲腸道帶來好處。在意熱量的人，可以選擇低脂或零脂優格，或是服用整腸劑來攝取乳酸菌。

3 策略2：攝取細菌愛吃的養分

能讓腸內菌妥善發揮功效的「養分」是什麼？

除了攝取好菌以外，**也不能忘記攝取棲息在腸內的好菌需要的養分**。這就是打造最佳腸內環境的第二個策略。

〈第1章〉提過，益菌最喜歡吃的就是水溶性膳食纖維和難消化性寡糖。膳食纖維又分為不易溶於水的非水溶性，與易溶於水的水溶性。**燕麥片的原料燕麥、很多人會吃的糯麥等大麥**裡，都富含益菌愛吃的水溶性膳食纖維。**海藻類**也含有豐富的膳食纖維。水溶性膳食纖維會溶入水中流失，為了完整攝取得來不易的膳食纖維，可以加入味噌湯等湯品裡一起攝取。

寡糖也分為消化性和難消化性兩種，益菌愛吃的難消化性寡糖常見於**洋蔥**、**牛蒡**、**香蕉**、**豆類**、**牛奶**等食品。而**豆類**和**芋薯類**所含的難消化性澱粉（抗性澱粉）屬於非水溶性膳食纖維，雖然不會被胃和小腸消化吸收，但可以成為益菌的養分，是值得注目的膳食纖維。

白飯冷掉以後，難消化性澱粉的含量也會增加。因此，不要吃剛煮好的熱騰騰白飯，而是等飯稍微涼一點再吃，對腸道比較好。便當裡的白飯或許也不要加熱會更好。

腸內菌與加工食品

基於腸內菌需要的養分，建議食材盡可能「完整」食用。

許多食品的製造過程都會減少食材原有的營養素，而膳食纖維特別容易因此流失，此外也可能流失掉腸內菌必備的養分。最典型的例子，就是去除包含膳食纖維的外皮後精製而成的穀物，以及這些穀物製成的加工食品。

最近越來越常添加的人工甜味劑，也對腸內菌沒有好處。二〇二二年的美國科學期刊《細胞》刊登了一篇論文※1，提到健康的成人連續兩週攝取四種人工甜味劑後，腸內菌的作用明顯變得低落。

由此可見，儘量不要添加人工甜味劑，完整善用食材本身的有益成分，才有助於活化腸內菌。

要確實攝取膳食纖維與難消化性寡糖

〈第4章〉解說過腸道的屏障功能下降、讓有害異物侵入體內的「腸漏」現象。而引發腸漏的主要原因有四種，分別是「①老化；②壞菌增殖；③生成短鏈脂肪酸的益菌缺乏養分；④覆蓋在腸道內側黏膜的黏液減少。」

③與這一節談論的「攝取細菌愛吃的養分」策略有關，但「②壞菌增殖」和「④覆蓋在腸道內側黏膜的黏液減少」也與養分有密切的關聯。

首先，腸內有種細菌只要有足夠的養分，就能生成短鏈脂肪酸。而短鏈脂肪酸是讓腸內保持弱酸性的關鍵。腸內若能產生足夠的短鏈脂肪酸、保持弱酸性，害菌就不易繁殖，也就是可以抑制「②壞菌增殖」。

前面提過，如果缺乏腸內菌愛吃的膳食纖維和難消化性寡糖，細菌就會把覆蓋在腸道內側的黏液吃光，也就是以我們的身體爲養分。因此才會引發「④覆蓋在腸道內側黏膜的黏液減少」，造成腸漏。爲了避免這種情況，也需要充分攝取膳食纖維和難消化性寡糖。

4 策略3：運用後生元

新觀念「利用細菌的代謝物增進健康」

前面提過，腸內各種細菌互相影響、細菌產生的成分並不只是會影響腸道，而是會影響我們全身。所以第三個策略，就是**不能只注重細菌和細菌需要的養分，也要注重細菌產生的有益成分「後生元」**。

妥善活用後生元的方法有兩種，「促進後生元在自己的腸內生成」以及「攝取包含後生元成分的食品或保健品」。

如何讓腸內菌生成「有益身體的物質」？

首先，我們先從提高腸內後生元產能的觀點開始談起。

各位的腸內都有各式各樣的細菌，並藉由這些細菌的各個活動來保持腸內環境平衡。或許像ＧＡＢＡ這類已經確定的後生元只是一小部分，但肯定**還有無人知曉的各種後生元在調理我們的身體狀況**。

以這個前提來思考，比「策略１」「策略２」更重要的是多元化攝食，避免極端的飲食生活。

即便只吃腸道健康所需的膳食纖維和發酵食品，這種長期偏食反而會造成身體不適。「小腸菌叢過度增生」（ＳＩＢＯ）就是其中一例。

雖然致病的原因很多，不過攝取過多有益腸道的膳食纖維或發酵食品，讓平常只有少許細菌的小腸內增殖大量細菌，就會出現難受的腹脹氣、打嗝或放屁、腹瀉等症狀。

有益的食物往往會讓人不小心吃太多，但凡事都要適可而止。不要偏食，多多均衡攝取各種食物吧。

用維生素B_1輔助「細菌接力賽」

48頁談過「細菌接力賽」，協助這場接力賽也是有效活用後生元的一個重要策略。

舉例來說，如果要將膳食纖維和難消化性寡糖運用到最大限度，那就需要攝取充足的「維生素B_1」。

細菌接力賽的第一階段，是將膳食纖維分解成糖，而在利用糖的程序中最重要的是維生素B_1。維生素B_1可以幫助我們的細胞代謝糖，同時也有助於細菌的糖代謝。

我們最近的研究也顯示出，攝取維生素B_1會影響腸內菌和短鏈脂肪酸的生成※2。

其實，細菌也可以製造出維生素B_1。有趣的是，有的細菌可以製造維生素

B_1，也有細菌自己不製造、跑去用周圍的細菌製造出來的維生素B_1。因此，只靠細菌自行製造的維生素B_1是不夠的。**要確實攝取豬肉、大豆、糙米等富含維生素B_1的食材，輔助細菌之間的合作效果**。

在日常的飲食上花點心思，就能活用後生元

搭配攝取不同的食物，可以提高後生元的效果。

例如**糙米飯糰配納豆和優格**。這些都可以在超市買到，做起來一點也不難，但如此簡單的選項，卻是一種策略性的飲食範例。

糙米含有豐富的膳食纖維，以及可以輔助細菌接力賽的維生素B_1，納豆則是富含可以將膳食纖維分解成糖的納豆菌。優格裡含有可以從醣裡分解出乳酸和醋酸的雙歧桿菌和乳酸菌。

配菜方面，選擇薑燒豬肉、涮豬肉、炸豬排等豬肉料理，就可以攝取到有助於細菌接力賽的維生素B_1。另外再加上含有乳酸菌的泡菜或米糠醬菜、在優格裡

拌入富含水溶性膳食纖維的燕麥片，這些全都是有策略性的攝食方法。

另外，**在優格和納豆裡加入亞麻籽油或紫蘇油，或是搭配魚肉一起食用**，也可以得到後生元的效果。

〈第5章〉談過亞麻籽油和紫蘇油所含的ω－3脂肪酸經過益菌代謝後，會產生有消炎功效的後生元「αKetoA」。

而根據我們的另一項研究，包含納豆菌在內的枯草桿菌當中，有些細菌可以從青背魚的二十碳五烯酸（EPA）裡，製造出有消炎作用的「17、18-EpETE」（環氧二十碳四烯酸）※3。只要刻意地搭配出這種組合，就可以攝取到有益的後生元。

亞麻籽油和紫蘇油、魚所含的ω－3脂肪酸，都是人體內無法製造的必需脂肪酸，擁有卓越的健康效果。雖然這些都是油脂，但健康的人只要適量地攝取，那就不成問題。

攝取的基準是一茶匙，可以當作沙拉淋醬，也推薦用來幫納豆、優格提味。

成為保健食品的後生元：雌馬酚、尿石素A、HYA

接著我們來看看「直接從保健食品或食品攝取後生元」的方法。近年來快速推動了後生元相關的研究，**除了GABA以外，也已經開始將其他後生元製造成保健食品**。

例如可舒緩女性更年期症狀的大豆異黃酮代謝物**雌馬酚**，就是一種後生元。應該很多人都聽說過「吃大豆可以舒緩女性更年期症狀」。雌馬酚就是雌馬酚產生菌以大豆（異黃酮）內含的大豆苷元為養分所製造出來的，而日本女性每兩人就有一人擁有雌馬酚產生菌，比例多達五〇％。

中國、臺灣等經常食用大豆的國家，女性帶菌比例和日本相近，但歐洲、美國和澳洲就只有大約三〇％※4。

如果體內沒有雌馬酚產生菌，就無法從大豆異黃酮中製造出雌馬酚，也就是說，吃大豆雖可獲得蛋白質和膳食纖維的健康功效，卻無法得到雌馬酚的效果。

有些廠商注意到這一點，開始發酵製造雌馬酚、做成保健食品販售。

最近市面上也開始販售**尿石素A**的後生元保健食品。尿石素A是腸內菌將草莓、石榴等莓果類和堅果類富含的鞣花酸代謝後產生的成分，在基礎研究的階段中，報告指出它具有可以提高細胞活性、改善肌肉功能的**抗老化作用**[※5]。

要從食品內含的鞣花酸中製造出尿石素A，腸內菌的條件必須整頓完善，所以才會有廠商做成保健食品吧[※6]。

本書也介紹過可以從ω－3脂肪酸製造出αKetoA，油脂做為後生元的材料，也是一種很好搭配的食材，所以將油脂發酵製造出的成分，有一部分已經做成了保健食品上架銷售。

在研究階段，也發現油脂有多種健康功效，例如京都大學的木村郁夫教授、小川順教授團隊的實驗鼠研究發現，乳酸菌利用食用油裡含量很高的亞油酸製造出的後生元「HYA」，就具有抑制血糖上升的作用[※7]。

這種發酵製成的後生元，今後將會越來越多。保健食品的種類琳瑯滿目，讓人無從選起，但挑選時不妨也考慮一下成分裡是否含有「後生元」吧。

5 將三個策略最大化的食物與攝取方法

推薦兩大發酵食品「納豆」和「優格」

如果有人問我**腸道保健的第一步建議做什麼**，我會回答「**先吃納豆和優格**」。

因爲這兩種食品具備了價格實惠、在超市或超商都能輕易買到、可以直接吃這三項容易納入飲食生活的條件。

不論你的腸道、腸內菌是什麼狀態，發酵食品本身都能發揮很好的效果。總而言之，這兩種食品能夠最快實踐打造最佳腸內環境的策略。

支持這項觀點的研究結果，由美國史丹福大學團隊發表。該研究是在二〇二一年以成人爲對象，讓他們在十週內持續①攝取富含膳食纖維的飲食、②攝取有豐富發酵食品的飲食，調查他們的腸內菌叢會發生什麼變化。※8

結果發現：

①持續攝取富含膳食纖維的飲食組，數據顯示腸內菌有增加的傾向；

②持續攝取有豐富發酵食品的飲食組，隨著發酵食品的攝取量增加，腸內菌也越來越多樣化。

而在優格、茅屋起司、發酵蔬菜、康普茶（發酵飲料）等食品當中，最能影響細菌多樣性的是優格。

這項實驗是比較膳食纖維和發酵食品對腸道的影響，所以並沒有研究哪種發酵食品最能影響腸內菌叢。而要注意的是，美國的發酵食品文化不算發達，發酵食品的種類並不多，如果是腸內菌叢較弱的人，比起多吃膳食纖維，攝取各種發酵食品來整頓腸內環境會比較有效。

兩大發酵食品①納豆

首先來談納豆。納豆是用納豆菌讓大豆發酵製成的食品。

納豆菌**在腸內會發揮糖化菌的作用，將膳食纖維分解成醣。這個醣就成為雙歧桿菌和乳酸菌的養分，推動「細菌接力賽」，有助於產生後生元的短鏈脂肪酸。**

納豆菌是這場接力賽中重要的第一棒。

納豆做為食材也相當出色。它的原料是大豆，胺基酸評分是一百滿分，也含有膳食纖維和寡糖。膳食纖維和寡糖是益菌喜歡的養分。所以，納豆不僅含有好菌，也是優秀的養分，可以說是一人分飾兩角的跨領域選手。

傳統的納豆作法，是用稻草包裹蒸熟（或水煮）的大豆，利用棲息、附著在稻草上的納豆菌讓它自然發酵。而超市或超商販售的盒裝納豆，是特地添加細菌使其發酵。納豆原本是東日本的飲食文化，後來利用製法上的巧思來增加產量、壓低價格，所以現在才普及到全日本都可以輕易購買。

剛才也稍微提過，每一種納豆所含的代謝物都不盡相同。現在的主流商品是盒裝納豆，如果有人想要吃稻草包的納豆，網路上也能訂購，請務必嘗試看看。雖然價格比盒裝的貴，但可以吃到不同的滋味、風味和口感。隔天的排便狀況或許也會大不相同喔。

納豆與健康

既然電視和雜誌都把納豆當作「健康食品」，那麼它的實力究竟有多強呢？從論文可以看出，現在十分盛行研究會攝取納豆及其他發酵大豆食品的人，與不會攝取的人相比，體質、身體狀況、罹病風險有哪些傾向。

例如，目前已逐漸釐清發酵大豆食品，與會提升高血壓風險、造成老年人臥床的髖關節骨折風險、骨質疏鬆症的關聯※9。

尤其大豆在發酵變成納豆的過程中產生的維生素K_2和亞精胺，是現在廣受全世界矚目的成分。

因爲維生素K_2可以**降低第二型糖尿病的風險**，而亞精胺可以**促進維持細胞年輕的「自噬」機制**，在抗老化領域中備受關注。

二〇一四年，美國國家老化研究所（NIA）肯定亞精胺是「七種可延年益壽的方法之一」，後續也發表了許多相關研究報告。而在二〇二二年有報告指出，爲老化而缺乏亞精胺的實驗鼠提高血液中的亞精胺濃度後，抗癌免疫功能也跟著提高了※10。

報告裡寫道，納豆是富含亞精胺的代表食品，一天攝取五十～一百公克（一、兩盒）納豆的人，血液中的亞精胺濃度會大幅增加※11。

可惜的是，對於做爲「日本獨特飲食文化」的納豆的研究，主要都在日本國內。因此不像接下來要談的優格一樣全世界都會吃，而且還能調查個別的細菌特性，進行大規模的研究，因此我們還沒有充足的科學根據可以找出適合自己的納豆。

不過，納豆所含的營養，以及納豆菌製造出的後生元，無疑都讓納豆成爲值得關注的食品。

兩大發酵食品②優格

優格是用乳酸菌或雙歧桿菌將奶類發酵製成的食品。雖然統稱爲「優格」，還有「乳酸菌」「雙歧桿菌」，但種類其實非常繁雜，乳酸菌的菌株不同、效果也不同。優格**比納豆出色的地方，就在於使用了各式各樣的細菌**。

例如近年的優格產品除了整腸作用以外，也有越來越多標示**「舒緩壓力、緊張」「減脂」「幫助健康人士維持免疫機能」「舒緩眼睛和鼻子不適」「抑制尿酸上升」「暫時緩解胃部負擔」**※12的商品。在日本只有做爲特定保健用食品、機能性標示食品的優格商品，才能標明這些功能。

上述這兩種食品都符合日本的國家標準，差別在於特定保健用食品是「有效性和安全性通過國家檢驗」，機能性標示食品則是「廠商根據國家規範申報有科學根據的資料後才能標示」。雖然有這種差別，但根本上都是**根基於科學數據**

「考慮身體狀況來選擇攝取」的觀點。

腸內菌如前文所述，並不是只要攝取一次好菌，這個好菌就會棲息在腸內並增殖，不過依自己期望的效果來挑選菌株攝取，也是一種策略。選購優格時，一定要注意「效果（＝菌株）」。

全世界都在研究的「優格」有什麼潛力？

世界各地都會吃優格，許多地方都十分投入研究優格與內含的乳酸菌、雙歧桿菌等益生菌。這裡要介紹「改善腸內菌叢」以外的優格和乳酸菌「效果」，做爲策略性選購優格的參考。

雖然報告指出優格有各種功效，但前提是大約攝取一百公克、適量即可。再怎麼有益身體，也嚴禁攝取過多。

會生成乳酸菌的後生元「EPS」

優格所含的細菌後生元，基本上有乳酸菌生成的乳酸，和雙歧桿菌生成的醋酸。這些酸會降低腸內的pH值，打造出害菌不易棲息的環境。

而優格還含有其他目前正在持續研究、受到注目的後生元。其中之一就是「EPS」，全名爲「exopolysaccharide」，中文稱作「菌胞外多醣」。

EPS是細菌分泌、生成的多醣總稱，讓優格有「黏稠」的質地。當然乳酸菌並不是爲了讓優格變得黏稠才生出EPS。EPS具有保護細菌本身不受環境壓力影響的功用，是細菌存活必備的物質。而且它和短鏈脂肪酸一樣，也對人體有健康的作用。

值得一提的健康作用有兩種，一是具有**和膳食纖維同樣的功能**。EPS的名稱是菌胞外多醣，意思就是由單醣集合而成的多醣，由於它不易消化，所以不會

④吃優格改善代謝症候群

優格及其他奶製品從熱量、鈣質、蛋白質等營養的觀點來看，不僅有益於飲食生活，還能改善高脂血症、胰島素抗性、高血壓、腹部肥胖等會提高糖尿病和心血管疾病風險的代謝症候群的特徵[※16]。

⑤降低第 2 型糖尿的風險

一天會吃 80g ～ 125g 優格的人，罹患第 2 型糖尿病的風險比完全不吃的人要低 14%[※17]；若每天多攝取 100g 優格，高血糖的風險就會下降 16%[※18]。

⑥與心血管疾病的風險關聯

芬蘭對 1981 名成年男性進行 20 年的追蹤調查，發現攝取較多優格等發酵奶製品的群體，心血管疾病的風險低至 27%。而攝取較多未發酵奶製品的群體，風險則是高達 52%[※19]。

最新研究：乳酸菌常見的健康功效

①抗氧化力＝抗老化效果好

所謂的抗氧化力，是保護身體不受會造成皮膚斑點和皺紋、癌症、糖尿病、動脈硬化等生活習慣病的活性氧傷害的作用。優格所含的乳酸菌和雙歧桿菌會生成抗氧化肽，有助於提高抗氧化力[※13]。

②常吃優格不易發胖

美國以沒有慢性病史的 12 萬 877 名正常體型男女為對象，每 4 年調查一次他們的生活型態變化與體重變化的關聯，報告指出整體來說，體重會隨著年紀增加。不過在瘦肉、加工肉品、蔬菜、馬鈴薯、洋芋片、水果、堅果、全麥麵粉、優格、牛奶、清涼飲料等食品和飲品中，常吃優格的人體重增加的幅度最小[※14]。

③降低 BMI（身體質量指數）和縮小腰圍的效果

解析有 788 名受檢者的 15 項研究結果後發現，乳酸菌和雙歧桿菌等益生菌可以降低總膽固醇值和低密度脂蛋白值，降低 BMI（身體質量指數）和縮小腰圍。尤其是連續攝取優格 8 週以上、攝取多種乳酸菌株，效果更為顯著[※15]。

在小腸內分解，而是直接送進大腸、成爲益菌的養分，促進短鏈脂肪酸生成。

由於它的功能和膳食纖維一樣，所以EPS又可以稱作「乳酸菌製造的膳食纖維」。

第二個作用是**提高免疫功能，保護身體不受流感和感冒病毒入侵**。

能生成EPS的乳酸菌菌株有好幾種，目前都分別還在研究中。

例如在芬蘭十分普遍的傳統優格「viili」，黏稠到用湯匙一舀就可以拉長，這種質地正是雷特氏乳酸球菌乳脂亞種（*lactococcus lactis subsp. Cremoris*）生成的EPS。報告指出它具有**抗老化最重要的抗氧化作用，並抑制會造成過敏、糖尿病、高血壓、癌症這些生活習慣病等全身各種疾病與不適的發炎，還有調整免疫功能的作用**※20。

芬蘭人的脂肪攝取量偏多，但大腸癌患者卻相對較少，原因除了先進的檢驗體制以外，或許也和這種國民優格裡所含的EPS有關。

同樣有黏稠口感的裏海優格裡所含的乳脂亞種FC株生成的EPS，也已證實具有**提高流感存活率**的作用※21，還有**舒緩大腸炎症狀**的作用※22。

除了乳脂亞種以外，也有報告提到保加利亞乳桿菌（OLL1073R-1株）生成的EPS，可以活化免疫細胞中的自然殺手細胞，讓人**不易罹患流感**。

EPS的所有作用，目前都還只是經由實驗鼠確定的結果，但實驗已證實老年人連續八～十二週攝取用保加利亞乳桿菌發酵的優格，比起同樣期間只喝牛奶的老人，感冒的風險遠遠較低，因此它對人類的影響也越來越清楚了※23。

關於乳酸菌生成的EPS，目前的研究大多是著重在調整免疫的作用。

如何挑選適合自己的優格

優格的健康效果，以及與優格相關的後生元研究，現在正快速進行中。

那在這麼多種優格裡，該怎麼選擇才好呢？當然每個人偏好的風味和價格都稍有差異，不過基本上**選擇乳酸菌的菌株種類**，**和菌株的機能**就可以了。

216頁以後是依照具有健康效果的菌株機能列出的一覽表，名稱是標示「細菌的屬名．菌株名」。這些通常會印在商品包裝上，可以看看是否有你想要的機能。

菌的屬名有「乳桿菌屬」「乳球菌屬」「雙歧桿菌屬」「鏈球菌屬」這四種。第三個就是雙歧桿菌，後來歸類爲乳酸菌。即使名稱的前面都相同，但只要最後的字母和數字不同，功能也會不一樣。

例如同樣叫作「格氏乳酸桿菌」，但又分爲可減少幽門螺旋桿菌的菌株，以及減少內臟脂肪的菌株，購買時要記得檢查最後標示的是什麼菌株。

順便一提，我記得優格差不多在十年前，還只是大致分爲「含乳酸菌」與「含雙歧桿菌」這兩種（廣義來說，乳酸菌是「製造乳酸的菌」，其實雙歧桿菌也能生成乳酸和醋酸，因此也屬於乳酸菌。但狹義來說，只會製造乳酸的乳酸菌，與還會製造短鏈脂肪酸的醋酸的雙歧桿菌截然不同，所以不能混爲一談）。

除了細菌以外，EPS這類後生元的研究今後也會持續推進。**積極攝取細菌生成的有效成分，肯定是掌握我們未來健康的關鍵。**

不要把類似的產品統統看成「優格」，而是依照身體狀況或目的，從「細菌」來選購，然後再一併考慮後生元。這就是將最新的研究運用於自身健康的祕訣。

那麼事不宜遲，我們就從現在開始用「菌」改善腸內環境，與腸內菌過著美好的共生生活吧。

穩定降低血壓

瑞士乳酸桿菌 CM4 株

維持免疫力

乳酸乳球菌 JCM5805 株
保加利亞乳酸桿菌 OLL1073R-1 株
戊糖乳酸桿菌 B240 株
副乾酪乳酸桿菌 MCC1849 株

舒緩過敏

嗜酸乳酸桿菌 L-92 株
副乾酪乳酸桿菌 K71 株
嗜酸乳酸桿菌 L-55 株
植物乳酸桿菌 HSK201
動物雙歧桿菌 LKM512 株

參考文獻：《用好酵素發起腸內革命》（國澤純．著／主婦與生活社）

建議攝取的乳酸菌＆雙歧桿菌

改善腸內環境、帶來各種有益健康的作用

乾酪乳酸菌代田株
長雙歧桿菌（比菲德氏龍根菌）BB536 株
乾酪乳酸桿菌鼠李糖亞種 GG 株
約氏乳桿菌 La1 株
短桿乳酸桿菌 KB290 株
植物乳酸桿菌 L-137 株
乳酸球菌乳脂亞種 FC 株
保加利亞乳酸桿菌 2038 株 ※24
嗜熱鏈球菌 1131 株 ※25

減少幽門螺旋桿菌

格氏乳酸桿菌 OLL2716 株

抑制內臟脂肪堆積

植物乳酸桿菌 OLL2712 株 ※26
格氏乳酸桿菌 SBT2055 株
動物雙歧桿菌 GCL2505 株

健寶庫 7

「持續三週，腸道就會改變」

優格和乳酸菌飲料大多會標示各種機能。本書也建議大家要依自己「期望的效果」來選購。

例如有整頓腸內環境效果的商品，內含的細菌可以刺激並活化常在的益菌，改善腸內環境。標示可減少內臟脂肪的商品，則添加了會生成減低內臟脂肪成分的細菌。

不過，這些終歸只是食品，不是藥品，所以並不具備一兩天就有感的即效性。另外還有是否能與自己的腸內菌相容的問題，所以最好持續三週、觀察狀況來攝取。

除了改善腸內環境以外，很多人都希望減肥、消除肩頸痠痛、改善睡眠品質等問題都能立即解決，但這些都需要一定的時間。改變太快反而很危險，建議要有耐心慢慢等待變化。

此外，在出國旅行之類的場合，處於完全不吃自己平常吃的食物、還一直吃平常不吃的食物的環境下，腸內環境的變化會比較快速。不過，體內平衡還是會發揮作用，一旦回歸原本的生活，就會恢復原來的腸內環境。所以，與其求快，不如還是懷著「徹底改變」的心態堅持下去吧。

資料來源

〈第1章〉

（1）Naoki Saji et al., "Relationship between dementia and gut microbiome-associated metabolites: a cross-sectional study in Japan" *Sci Rep*. 2020 May 18; 10(1): 8088.

（2）Naoki Saji et al., "Analysis of the relationship between the gut microbiome and dementia: a cross-sectional study conducted in Japan" *Sci Rep*. 2019 Jan 30; 9(1): 1008.

（3）Vayu Maini Rekdal et al., "Discovery and inhibition of an interspecies gut bacterial pathway for Levodopa metabolism" *Science*. 2019 Jun 14; 364(6445): eaau6323.

（4）Jonathan Scheiman et al., "Meta-omics analysis of elite athletes identifies a performance-enhancing microbe that functions via lactate metabolism" *Nat Med*. 2019 Jul; 25(7): 1104–1109.

（5）腸內菌學會「用語集：益生菌」https://bifidus-fund.jp/keyword/kw030.shtml

（6）腸內細菌學會「用語集：腸內菌生成維生素」https://bifidus-fund.jp/keyword/kw073.shtml

（7）Els van Nood et al., “Duodenal infusion of donor feces for recurrent Clostridium difficile” *N Engl J* Med. 2013 Jan 31; 368(5): 407–15.

（8）Sheng-Xuan Liu et al., “Fecal microbiota transplantation induces remission of infantile allergic colitis through gut microbiota re-establishment” World J Gastroenterol. 2017 Dec 28; 23(48): 8570–8581.

（9）Stephanie L Schnorr et al., “Gut microbiome of the Hadza hunter-gatherers” *Nat Commun*. 2014 Apr 15; 5: 3654.、日本抗老化食物協會「差這麼多！狩獵民族和都市生活的腸內環境～生活型態與微生物菌相～」（2016.8.8） https://anti-agingfood.com/362/、慶應義塾大學醫學部・醫學研究科「Microbiome研究衍生出的『活菌』治療藥」（2019/9/13） https://www.med.keio.ac.jp/features/2019/9/8-63027/index.html

（10）厚生勞動省e健康資訊網「膳食纖維的必要性與健康」（2021/6/22）https://www.e-healthnet.mhlw.go.jp/information/food/e-05-001.html

（11）厚生勞動省e健康資訊網「寡糖」https://www.e-healthnet.mhlw.go.jp/information/dictionary/food/ye-003.html、西澤邦浩《日本人專用的科學正確飲食術》（三笠書房，2018年）

（12）國立醫藥基礎・健康・營養研究所、兵庫縣加東市、Maruyanagi小倉屋公司「9/29『糯麥美食對腸內環境和飲食生活的影響研究』相關報告」（2021/9/29）https://www.city.kato.lg.jp/material/files/group/48/mochimugikekka.pdf

（13）S. J. Lewis & K. W. Heaton, “Stool Form Scale as a Useful Guide to Intestinal Transit Time”, *Scandinavian Journal of Gastroenterology*, Vol.32, 1997-Issue 9

（14）厚生勞動省e健康資訊網「便祕與飲食習慣」2021/10/26、https://www.e-healthnet.mhlw.go.jp/information/food/e-02-010.html

〈第2章〉

（1）腸內細菌學會「常見問題：爲何雙歧桿菌是專性厭氧菌，在優格等奶製品內卻依然存活。」https://bifidus-fund.jp/FAQ/FAQ_07.shtml

（2）腸內細菌學會「常見問題：住在腸道內的好菌、壞菌、中性菌是什麼？」https://bifidus-fund.jp/FAQ/FAQ_22.shtml

（3）Manimozhiyan Arumugam et al., “Enterotypes of the human gut microbiome” *Nature*. 2011 May 12; 473(7346): 174–80.

（4）Tomohisa Takagi et al., “Typing of the Gut Microbiota Community in Japanese Subjects” *Microorganisms*. 2022 Mar 20; 10(3): 664.

（5）Yuji Naito et al., “Gut microbiota differences in elderly subjects between rural city Kyotango and urban city Kyoto: an age-gender-matched study” *J Clin Biochem Nutr*. 2019 Sep; 65(2): 125–131.

（6）福士審《內臟感覺：腦與腸的神奇關係》（NHK出版，2007年）

〈第3章〉

（1）農林水產省「『和食』列入聯合國無形文化遺產」https://www.maff.go.jp/j/keikaku/syokubunka/ich/

（2）現在的名稱是「國民健康・營養調查」。獨立行政法人國立健康・營養研究所「『國民營養的現狀』昭和22年（1947）～平成14年（2002）」https://www.nibiohn.go.jp/eiken/chosa/kokumin_eiyou/

（3）文部科學省《日本食品標準成分表2020年版（八訂）》

（4）Suguru Nishijima et al., "The gut microbiome of healthy Japanese and its microbial and functional uniqueness" *DNA Res*. 2016 Apr; 23(2): 125–33.

（5）山下智也「腸內菌叢和循環系統疾病的關聯」（《醫學界新聞》2018/12/24）https://www.igaku-shoin.co.jp/paper/archive/y2018/PA03303_03、Zeneng Wang et al., "Gut flora metabolism of phosphatidylcholine promotes cardiovascular disease" *Nature*. 2011 Apr 7; 472(7341): 57–63, W H Wilson Tang et al., "Prognostic value of elevated levels of intestinal microbe-generated metabolite trimethyl-amine-N-oxide in patients with heart failure: refining the gut hypothesis" *J Am Coll Cardiol*. 2014 Nov 4; 64(18): 1908–14.

（6）Dominique Turck et al., "Safety of pasteurised Akkermansia muciniphila as a novel food pursuant to Regulation (EU) 2015/2283" *EFSA J*. 2021 Sep 1; 19(9): e06780.

（7）Koji Hosomi et al., "Oral administration of Blautia wexlerae ameliorates obesity and type 2 diabetes via metabolic remodeling of the gut microbiota" *Nat Commun*. 2022 Aug 18; 13(1): 4477.

（8）Ayako Horigome et al., "2'-Fucosyllactose Increases the Abundance of Blautia in the Presence of Extracellular Fucosidase-Possessing Bacteria" *Front Microbiol*. 2022 Jun 2; 13: 913624.

（9）東京都福祉保健局「島嶼地區的營養・飲食生活狀況 參考資料 1-1 調查票樣式等（BDHQ）」https://www.fukushihoken.metro.tokyo.lg.jp/tousyo/shiryou/28shokujichosahokokusho. files/1-1_bdhq.pdf

（10）厚生勞動省「關於『飲食均衡指南』」https://www.mhlw.go.jp/bunya/kenkou/eiyou-syokuji.html

〈第4章〉

（1）Peter J. Turnbaugh et al., "An obesity-associated gut microbiome with increased capacity for energy harvest" *Nature*. 2006 Dec 21; 444(7122): 1027–31.

（2）Vyara Matson et al., "The commensal microbiome is associated with anti-PD-1 efficacy in metastatic melanoma patients" *Science*. 2018 Jan 5; 359(6371): 104–108, Shota Fukuoka et al., "Association of gut microbiome with immune status and clinical response in solid tumor patients who received on anti-PD-1 therapies" *J Clin Oncol*. 2018 May 36(15_suppl): 3011–3011

（3）厚生勞動省「平成28年　牙科疾病實態調查結果概要」（2017/6/2）https://www.mhlw.go.jp/toukei/list/dl/62-28-01.pdf

（4）特定非營利活動法人・日本牙周病學會「牙周病Q&A」https://www.perio.jp/qa/prevention/

〈第5章〉

（1）Koji Hosomi et al., “Lymphoid Tissue-Resident Alcaligenes Establish an Intracellular Symbiotic Environment by Creating a Unique Energy Shift in Dendritic Cells” *Front Microbiol*. 2020 Sep 24; 11: 561005.

（2）Yuki Miyoshi et al., “Mechanisms underlying enhanced IgA production in Peyer's patch cells by membrane vesicles derived from Lactobacillus sakei” *Biosci Biotechnol Biochem*. 2021 May 25; 85(6): 1536–1545.

（3）Takeshi Tanoue et al., “A defined commensal consortium elicits CD8 T cells and anti-cancer immunity” *Nature*. 2019 Jan; 565(7741): 600–605.

（4）Taketoshi Mizutani et al., “Correlation Analysis between Gut Microbiota Alterations and the Cytokine Response in Patients with Coronavirus Disease during Hospitalization” *Microbiol Spectr*. 2022 Apr 27; 10(2): e0168921.

（5）Naoyoshi Nagata et al., “Human Gut Microbiota and Its Metabolites Impact Immune Responses in COVID-19 and Its

Complications" *Gastroenterology*. 2022 Sep 23; S0016-5085(22) 01081-2.

（6）松原篤等人，「鼻過敏的全國流行病學調查2019（比較1998年和2008年）：快訊－以耳鼻喉科醫師及其家族爲對象－」（《日本耳鼻喉科學會會報》2020年123卷6號，485-490）

（7）D P Strachan, "Hay fever, hygiene, and household size", *BMJ*. 1989 Nov 18; 299(6710): 1259–60.

（8）M C Noverr & G B Huffnagle, "The 'microflora hypothesis' of allergic diseases" *Clin Exp Allergy*. 2005 Dec; 35(12): 1511–20.

（9）Takahiro Nagatake et al., "Intestinal microbe-dependent ω3 lipid metabolite α KetoA prevents inflammatory diseases in mice and cynomolgus macaques" Mucosal Immunol. 2022 Feb; 15(2): 289–300.

〈第6章〉

（1）Naoki Saji et al., "The relationship between the gut microbiome and mild cognitive impairment in patients without dementia: a cross-sectional study conducted in Japan" *Sci Rep*. 2019 Dec 18; 9(1): 19227.

（2）Emiko Aizawa et al., "Possible association of Bifidobacterium and Lactobacillus in the gut microbiota of patients with major depressive disorder" *J A ffect Disord*. 2016 Sep 15; 202: 254–7.

（3）Rochellys Diaz Heijtz et al., "Normal gut microbiota modulates brain development and behavior" *Proc Natl Acad Sci U S A*. 2011 Feb 15; 108(7): 3047–52.

〈第7章〉

（1）Jotham Suez et al., "Personalized microbiome-driven effects of non-nutritive sweeteners on human glucose tolerance" *Cell*. 185(18), 2022, 3307–3328. e19.

（2）Jonguk Park et al., "Dietary Vitamin B1 Intake Influences Gut Microbial Community and the Consequent Production of Short-Chain Fatty Acids" *Nutrients*. 2022 May 16; 14(10): 2078.

（3）Azusa Saika et al., "17(S), 18(R)-epoxyeicosatetraenoic acid generated by cytochrome P450 BM-3 from Bacillus megaterium inhibits the development of contact hypersensitivity via G-protein-coupled receptor 40-mediated neutrophil suppression" *FASEB Bioadv*. 2019 Dec 24; 2(1): 59–71.

（4）麻生武志、內山成人「女性保健的營養補充品：大豆異黃酮代謝物雌馬酚的功用」（《日本女性醫學學會雜誌》20：313-332, 2012）

（5）Dongryeol Ryu et al., "Urolithin A induces mitophagy and prolongs lifespan in C. elegans and increases muscle function in rodents" *Nat Med*. 2016 Aug; 22(8): 879–88.

（6）Daicel公司「發售世界首見工法、石榴萃取物的腸內代謝物『URORICH™・尿石素』～做爲細胞再活化的機能性素材、提供給營養保健品製造商～」（2021/5/25）https://prtimes.jp/main/html/rd/p/000000050.000035577.html

（7）國立研究開發法人新能源・產業技術綜合開發機構「世界首見 益生菌成分HYA配方補充劑商品化 －發現、成功量產可抑制飯後血糖上升的機能性脂肪酸－」（2021/1/19）https://www.nedo.go.jp/news/press/AA5_101401. html, Junki Miyamoto et al., "Gut microbiota confers host resistance to obesity by metabolizing dietary polyunsaturated fatty acids" *Nat Commun*. 2019 Sep 5; 10(1): 4007.

（8）Hannah C. Wastyk et al., "Gut-microbiota-targeted diets modulate human immune status" *Cell*. 2021 Aug 5; 184(16): 4137–4153. e14.

（9）Miho Nozue et al., "Fermented Soy Product Intake Is Inversely Associated with the Development of High Blood Pressure: The Japan Public Health Center-Based Prospective Study" *J Nut*r. 2017 Sep; 147(9): 1749–1756, M Kaneki et al., "Japanese fermented soybean food as the major determinant of the large geographic difference in circulating levels of vitamin K2: possible implications for hip-fracture risk" *Nutrition*. 2001 Apr; 17(4): 315–21, Akane Kojima et al., "Natto Intake is Inversely Associated with Osteoporotic Fracture Risk in Postmenopausal Japanese Women" *J Nutr*. 2020 Mar 1; 150(3): 599–605.

（10）Katharina Nimptsch et al., "Dietary vitamin K intake in relation to cancer incidence and mortality: results from the Heidelberg cohort of the European Prospective Investigation into Cancer and Nutrition (EPIC-Heidelberg)" *Am J Clin Nutr*. 2010 May; 91(5): 1348–58, Rafael de Cabo et al., "The search for antiaging interventions: from elixirs to fasting regimens" *Cell*. 2014 Jun 19; 157(7): 1515–26, Muna Al-Habsi et al., "Spermidine activates mitochondrial trifunctional protein and improves antitumor immunity in mice" *Science*. 2022 Oct 28; 378(6618): eabj3510.

（11）Frank Madeo et al., "Spermidine in health and disease" *Science*. 2018 Jan 26; 359(6374): eaan2788.

（12）Toshihiro Ohtsu et al., "The Effect of Continuous Intake of Lactobacillus gasseri OLL2716 on Mild to Moderate Delayed Gastric Emptying: A Randomized Controlled Study" Nutrients. 2021 May 28; 13(6): 1852.

（13）Anthony Fardet and Edmond Rock, "In vitro and in vivo antioxidant potential of milks, yoghurts, fermented milks and cheeses: a narrative review of evidence" *Nutr Res Rev*. 2018 Jun; 31(1): 52–70.

（14）Dariush Mozaffarian et al., "Changes in diet and lifestyle and long-term weight gain in women and men" *N Engl J Med*. 2011 Jun 23; 364(25): 2392–404.

（15）Jing Sun and Nicholas Buys, "Effects of probiotics consumption on lowering lipids and CVD risk factors: a systematic review and meta-analysis of randomized controlled trials" *Ann Med*. 2015; 47(6): 430–40.

(16) Arne Astrup, "Yogurt and dairy product consumption to prevent cardiometabolic diseases: epidemiologic and experimental studies" *Am J Clin Nut*r. 2014 May; 99(5 Suppl): 1235S–42S.

(17) Jordi Salas-Salvadó et al., "Yogurt and Diabetes: Overview of Recent Observational Studies" *J Nutr*. 2017 Jul; 147(7): 1452S–1461S.

(18) Mijin Lee et al., "Dairy food consumption is associated with a lower risk of the metabolic syndrome and its components: a systematic review and meta-analysis" *Br J Nutr*. 2018 Aug; 120(4): 373–384.

(19) Timo T Koskinen et al., "Intake of fermented and non-fermented dairy products and risk of incident CHD: the Kuopio Ischaemic Heart Disease Risk Factor Study" *Br J Nutr*. 2018 Dec; 120(11): 1288–1297.

(20) Haruki Kitazawa et al., "Antitumoral Activity of Slime-forming, Encapsulated Lctococcus lactis subsp. cremoris isolated from Scandinavian Ropy Sour Milk, "viili" " *Nihon Chikusan Gakkaiho*. 1991; 62(3): 277–283, P. Ruas-Madiedo et al., "Short Communication: Effect of Exopolysaccharide Isolated from "Viili" on the Adhesion of Probiotics and Pathogens to Intestinal Mucus" *Journal of Dairy Science*. 2006 July; 89(7):

2355–2358, Hajime Nakajima et al., "Cholesterol Lowering Activity of Ropy Fermented Milk" *Journal of Food Science*. 1992 Nov; 57(6): 1327–1329.

(21) T Maruo et al., "Oral administration of milk fermented with Lactococcus lactis subsp. cremoris FC protects mice against influenza virus infection" *Lett A ppl Microbiol*. 2012 Aug; 55(2): 135–40.

(22) Yosuke Nishitani et al., "Lactococcus lactis subsp. cremoris FC alleviates symptoms of colitis induced by dextran sulfate sodium in mice" *Int Immunopharmacol*, 2009 Nov; 9(12): 1444–51.

(23) Seiya Makino et al., "Reducing the risk of infection in the elderly by dietary intake of yoghurt fermented with Lactobacillus delbrueckii ssp . bulgaricus OLL1073R-1" *Br J Nutr*. 2010 Oct; 104(7): 998–1006, Haruki Kitazawa et al., "Phosphate group requirement for mitogenic activation of lymphocytes by an extracellular phosphopolysaccharide from Lactobacillus delbrueckii ssp. Bulgaricus" *Int J Food Microbiol*. 1998 Apr 14; 40(3): 169–75, H S Gill et al., "Enhancement of immunity in the elderly by dietary supplementation with the probiotic Bifidobacterium lactis HN019" *Am J Clin Nutr*. 2001 Dec; 74(6): 833–9, Y H Sheih et al., "Systemic immunity-enhancing effects in healthy subjects following dietary consumption of the lactic acid bacterium Lactobacillus rhamnosus HN001" *J Am Coll Nutr*. 2001 Apr; 20 (2 Suppl): 149–56.

（24）Atsushi Tera et al., "Effect of Yoghurt Consumption on Fecal Flora and Fecal Metabolites in Healthy Adults" *JAPANESE JOURNAL OF FOOD MICROBIOLOGY*. 1993; 10(1):29-34, 飯野 久和也「驗證攝取保加利亞優格對糞便中雙歧桿菌增加作用的安慰劑對照雙盲試驗比較實驗」《營養學雜誌》2013年71卷4號 p.171-184

（25）同上

（26）Takayuki Toshimitsu et al., "Ingesting Yogurt Containing Lactobacillus plantarum OLL2712 Reduces Abdominal Fat Accumulation and Chronic Inflammation in Overweight Adults in a Randomized Placebo-Controlled Trial" *Curr Dev Nutr*. 2021 Feb 3; 5(2): nzab006.

Eurasian Publishing Group
圓神出版事業機構
用心與你對話・視野無限寬廣
如何出版社
Solutions Publishing

www.booklife.com.tw reader@mail.eurasian.com.tw

Happy Body 198

腸理：一直困擾你的健康問題，都和腸內環境有關

作　　者／國澤純（Jun Kunisawa）
繪　　圖／三弓素青（Motoao Miyumi）
譯　　者／陳聖怡
發 行 人／簡志忠
出 版 者／如何出版社有限公司
地　　址／臺北市南京東路四段 50 號 6 樓之 1
電　　話／（02）2579-6600・2579-8800・2570-3939
傳　　真／（02）2579-0338・2577-3220・2570-3636
副 社 長／陳秋月
副總編輯／賴良珠
責任編輯／張雅慧
校　　對／張雅慧・歐玟秀
美術編輯／李家宜
行銷企畫／陳禹伶・朱智琳
印務統籌／劉鳳剛・高榮祥
監　　印／高榮祥
排　　版／杜易蓉
經 銷 商／叩應股份有限公司
郵撥帳號／ 18707239
法律顧問／圓神出版事業機構法律顧問　蕭雄淋律師
印　　刷／祥峰印刷廠
2023 年 12 月 初版

9000 NIN WO SHIRABETE WAKATTA CHO NO SUGOI SEKAI TSUYOI KARADA TO KIN WO MEGURU CHITEKI BOKEN written by Jun Kunisawa

定價 340 元　　ISBN 978-986-136-678-4

新谷醫師：「我給日本皇室的養生建議跟給一般人的沒什麼兩樣。」
他在本書中公開的「新谷飲食健康法」，讓這些年持續實踐的人都過著不生病的生活，讓無數糖尿病、高血壓、胃食道逆流、便祕病人，不藥而癒！
這是每個家庭都應該有一本的書，改變生活習慣，從現在開始！

——《不生病的生活》

國家圖書館出版品預行編目資料

腸理：一直困擾你的健康問題,都和腸內環境有關／國澤純 著；陳聖怡 譯. -- 初版 -- 臺北市：如何出版社有限公司，2023.12
240 面；14.8×20.8公分 --（Happy Body；198）
譯自：9000人を調べて分かった腸のすごい世界：強い体と菌をめぐる知的冒険
ISBN 978-986-136-678-4（平裝）

1. CST：腸道微生物　2. CST：健康飲食　3. CST：保健常識

411.3　　112017305

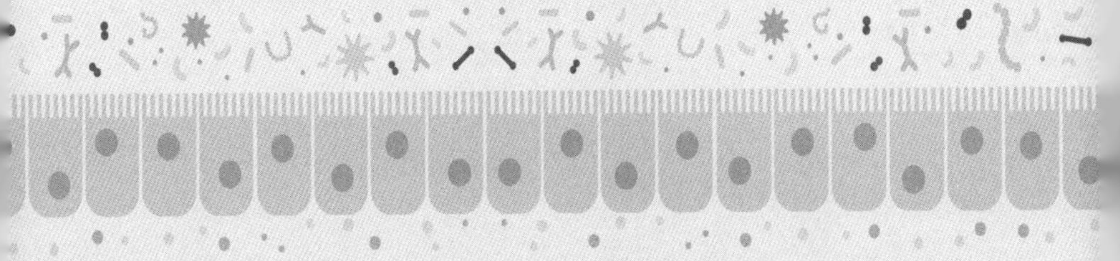

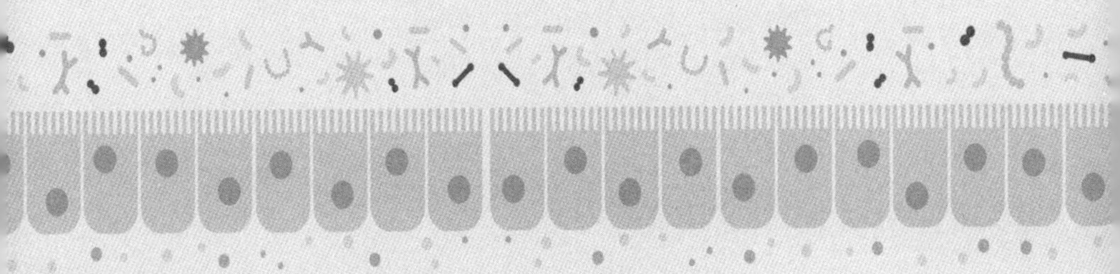

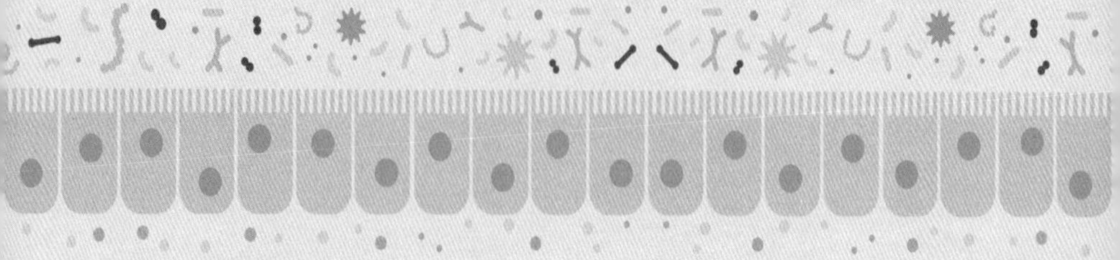

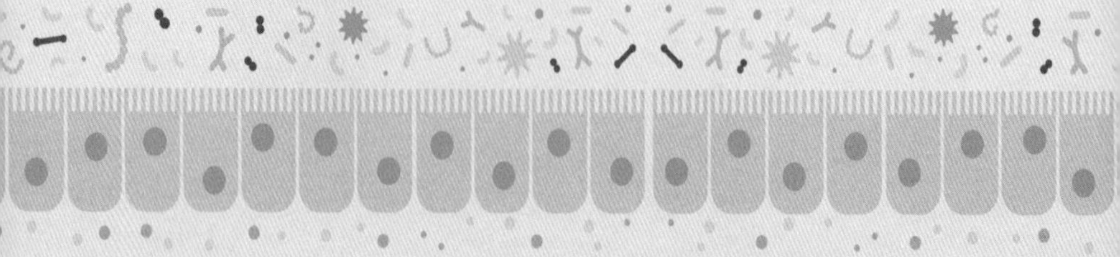